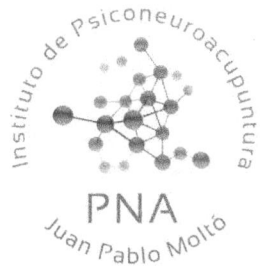

¿QUÉ ES LA PSICONEUROACUPUNTURA?

Prof. Juan Pablo Moltó Ripoll

Cuando quieras emprender algo, habrá mucha gente que te dirá que no lo hagas; cuando vean que no te pueden detener, te dirán cómo lo tienes que hacer; y cuando finalmente vean que lo has logrado, dirán que siempre creyeron en ti.

John Calvin Maxwell.

A Yasmina C.C. , por no decirme nunca no a nada, dejarme hacer sin decir y creer mucho antes de ver. Contigo la PNA se completó.

Instituto de PNA®

Edita: Asociación Española de Psiconeuroacupuntura® & J.P. Moltó.

Avenida de Alicante, 30 entlo.
036090, San Vicente del Raspeig
(Alicante)

info@psiconeuroacupuntura.com

Libro acreditado por la Asociación Española de Psiconeuroacupuntura

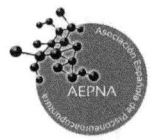

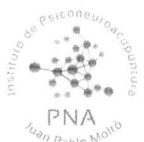

PNA
Juan Pablo Moltó

¿Cómo obtener su certificado?

Hemos creado un entorno de evaluación sobre el contenido de este libro, para así poder comprobar el nivel de comprensión del mismo.

Para obtener su certificado, debe inscribirse en el curso que podrá encontrar en:

wwww.psiconeuroacupuntura.com

1.- Inscríbase en el curso.
2.- Visualice los vídeos.
3.- Realice los tests.
4.- Recibirá el certificado del Instituto de Psiconeuroacupuntura acreditando sus conocimientos en la materia.

Más información: info@psiconeuroacupuntura.com

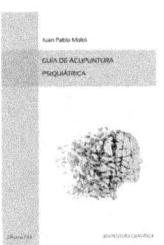

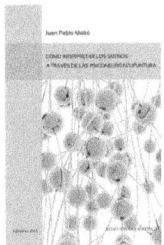

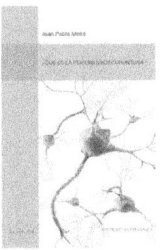

Libro acreditado por la Asociación Española de Psiconeuroacupuntura

ÍNDICE

PRÓLOGO

No es tarea sencilla prologar una obra de esta jerarquía, así como es en extremo complicado comentar sobre su autor. Confesando entonces esta insalvable dificultad, me animo a comenzar.

Cuando Juan Pablo Moltó introduce a la Psiconeuroacupuntura como el nuevo paradigma de lo mental, no se equivoca. El concepto *mente*, por su enorme complejidad, no ha podido ser nunca apresado. Así, mientras la ciencia se desentendió de su análisis, la filosofía aprovechó el espacio vacante e hizo con este lo que pudo. Recién en la última década, a paso lento pero firme, la medicina comenzó a acercarse a través de las revolucionarias neurociencias, aportando detalles de su funcionamiento mas nunca una visión global. A la par, también la psicología vino arrimando algunas de sus presuntas claves o modos pero, llamativamente, sin generar antes una definición precisa. Con esa creatividad propia de los talentos extraordinarios y con la claridad de la que están dotados los estudiosos que nacieron para enseñar, Juan Pablo toma teorías de oriente y occidente, algunas legendarias y tradicionales y otras absolutamente modernas y actuales, para fusionarlas con total naturalidad y dar lugar a una novedosa teoría: la Psiconeuroacupuntura; su foco, la mente.

Desintegrando rápidamente toda escisión cuerpo-mente, la comprende innegablemente integrada al cuerpo, reconociendo en la fusión de lo biológico, lo psicológico, lo social, lo espiritual y lo energético, la indivisible unidad del ser humano. Así llega a proponer una de sus tantas metáforas, la mente, o el *shen*, como un caldo, el resultado de un largo tiempo de cocción de sus distintos ingredientes: las emociones, los sentimientos, las cogniciones, las experiencias pasadas, las variables del entorno, lo social, el sustrato físico... Y así, con un objetivo eminentemente práctico, a través de la *Teoría Convergente del Shen*, diagrama los modos de la PNA para reconocer la composición actual de la receta (diagnóstico) y las estrategias para cambiar su sabor (tratamiento), trocando desequilibrio por equilibrio, enfermedad por salud, malestar por bienestar.

Con evidente devoción y profundo conocimiento convoca el arte milenario de la Medicina Tradicional China, mientras con desenfado y con vasto conocimiento invita a los aportes más salientes de la psicología y las neurociencias. De este modo se funden el conductismo, el cognitivismo, la cibernética y el psicoanálisis, entre otros, con la teoría del Yin-Yang, los eternos cinco procesos, los fundamentos de los zang-fu y los zigzagueantes canales o meridianos por los que circula la energía. Sin cerrarse a nada, se anima también a reclamar la asistencia de las neurociencias, explicando el funcionamiento de determinados procesos con la letra del más riguroso método científico. De este modo logra explicar no sólo el *shen yang*, el movimiento que piensa, sino también lo que denomina el *sustrato yin*, la máquina. En esta fusión vuelca las teorías de reconocidos pensadores contemporáneos de la MTCh, como Ted Kaptchuk, Leon Hammer y Giovanni Maciocia, entre tantos otros, y de científicos que han aportado al estudio del funcionamiento mental, como Hans Eysenck, Antonio Damasio, Jerome Kagan, Paul McLean, Eric Kandel y tantos otros.

Así llega a diseñar un flexible esquema terapéutico que pasa por distintas estaciones. El autor sugiere *tres fórmulas de acupuntura,* destacando con sabiduría los puntos de mayor efecto psicoemocional. A la par, presentando uno de los aportes más salientes de la PNA y quizás más novedoso para la práctica tradicional de la Medicina China, la *terapia verbal* propone un abordaje individual de acuerdo a la fase que se vea mayormente comprometida en el padecimiento actual. De este modo, expone cinco formas de terapia: la desafiante terapia fuego (que levanta las 36 estrategias chinas del arte de la guerra), la terapia tierra (apuntada al desarrollo de la creatividad), la terapia metal, la profunda terapia agua (llamada por el autor, tao) y la terapia madera (un entrenamiento en asertividad). Luego desarrolla la impresionante terapia San Jiao, quizás toda una técnica en sí misma. Tremendamente útil para desengranar el origen del dolor "no físico", y que constituye un arma valiosa para llegar a la raíz del dolor derivado de un conflicto energético no liberado. Finalmente, sostenido en un vasto conocimiento de la fitoterapia, recomienda la consideración de las *terapias internas*. Con absoluta responsabilidad, recuerda que este tratamiento no exige el abandono de otros abordajes, convocándonos a reunir nuestros esfuerzos en pos del objetivo más importante de nuestra tarea: alcanzar la cura o aliviar el malestar del consultante.

En su propia formación, recorrido generosamente compartido en cada una de sus obras, ha conversado e intercambiado ideas con personalidades de la talla de Carles Alsina, José Alabáu, Giovanni Maciocia, Carlos Inza, Dean Radin y Bernhard Scheida. Decantando estos pensamientos en reflexiones de vasto alcance, Juan Pablo fue creciendo y la PNA fue ganando contundencia. Y la transparente apertura del autor por los aportes de terceros, sin celos ni suspicacias, sin egoísmo ni vanidad, demuestra que la riqueza de su obra no esconde mas que la sola intención de generar un paradigma que dé cuenta de la problemática actual del ser humano en toda su complejidad. Sin duda, lo está logrando.

Fruto de su incesante movimiento y revisión, esta disciplina de vanguardia se va enriqueciendo cada día, como lo hace el pensamiento mismo. Este tratado inicial y básico es solo una estación en el camino donde se tratan las *Bases teóricas y conceptuales de la Psiconeuroacupuntura*, teniendo como finalidad acercar al lector a la disciplina. Con la mente bien abierta y sin prisa, es imposible no disfrutar al sumergirse en las páginas de este libro.

Psiquiatra Dr. Lucas Raspall.

Rosario (Argentina), Verano 2012

No podemos aceptar críticas hacia nuestras investigaciones orgonómicas, si quien las formula no puede demostrar que está familiarizado con nuestras publicaciones y nuestros descubrimientos desde hace tiempo. Nuestra ciencia solo puede juzgarse desde sus propias premisas, métodos y técnicas de pensamiento. Esta es una regla muy estricta en el pensamiento científico, que siempre tiene validez cuando se está efectuando una investigación. Esperamos y deseamos la crítica, pero solo la crítica inmanente.

W. Reich, 1948

INTRODUCCIÓN

Los objetivos de este libro son dotar de los conocimientos básicos al futuro alumno en Psiconeuroacupuntura, conocimientos que va a necesitar para desempeñar correctamente su función como psico-neuroacupuntor.

La PNA es una técnica que conjuga en sus bases epistemológicas varios conocimientos que proceden de distintos ramos del saber, como son las neurociencias, ciertas psicoterapias, la medicina china, la física, la biología, la Psicoinumoneuroendocrinología (PINE), etc. Es evidente que no se le exige al alumno ser docto en estos conocimientos de los cuales se nutre la PNA, sin embargo, es verdad que es necesario tener claro algunos conceptos de estas materias para así poder desarrollar correctamente la técnica. Esa es la finalidad de este trabajo.

Por otro lado, quisiera dejar claro que la función del psiconeuroa-cupuntor no es tratar enfermedad alguna, ni suplantar al médico o psicólogo, sino todo lo contrario. Pensamos que nuestro particular modo de entender el sufrimiento humano amplía las miras de los saberes ortodoxos, llegando a aclarar puntos soslayados por el mismo conocimiento actual, por ejemplo el concepto de Qi, del que hemos recibido ambiguas explicaciones desde la visión oriental.

Apuesto firmemente porque hoy más que nunca, la visión oriental del sufrimiento humano tiene que unirse a la visión occidental, para generar una simbiosis en pro de la salud y la felicidad humana.

La medicina china tiene sus raíces en el taoísmo, y el taoísmo es movimiento. Por lo tanto, la misma medicina china debe encontrarse en continuo movimiento y crecimiento, no debe de ser estática ni fundamentalista. No debemos permitir que se estanque, y como todos sabemos el no-movimiento es igual a estancamiento. Bajo esta premisa básica intuyo pues que la PNA está en buen camino, pues respeta el Tao.

CAPÍTULO 1: EL SHEN.
TEORÍA CONVERGENTE DEL SHEN.

Cuando nos enfrentamos a este concepto, el Shen, los occidentales muy rápidamente lo describimos como la mente, lo mental. Este término es muy complejo y esta pronta clasificación es sin duda muy simplista. Quizás el Shen sea el fenómeno más complejo al que se enfrenta el conocimiento humano, conocimiento que emerge curiosamente del mismo Shen, pero que abarca más cosas que el propio conocimiento.

Para entender el Shen tenemos que revisar su historia a lo largo del pensamiento chino, y sobre todo, entender que se trasmite a través de metáforas, usando términos como espíritus, dioses, etc. Y si esto ya de por sí no fuera complicado, tenemos que saber que se ha traducido muchas veces con diferentes significados.

Lo complejo a la hora de entender el Shen es que pertenece al mundo confuso de las interacciones, pues el Shen no es una cosa, es una interacción emergente de muchas cosas. Vamos a centrarnos en este concepto.

El Shen no se pueden entender como un fenómeno aislado, sino como la suma de varios fenómenos: un gran epifenómeno. Sin embargo, no podemos estudiarlo en profundidad si no lo descomponemos en partes. Esta descomposición y análisis de las partes nos puede confundir y hacer creer que el Shen es *algo*, algo físico. Pero esta idea, este concepto, nos hará caer en la trampa del ***error categorial***.

Error categorial: confundir el Shen con una cosa, o un algo categórico.

Por ello, debe el lector estar atento y no cometer este error de base, error por otro lado muy típico de la mente fragmentaria occidental, pues los occidentales tendemos a fragmentar la realidad. Nuestro Shen tiende a confundirnos en este punto por el propio espejismo de nuestro lenguaje, errado al respecto a la hora de definir esto. **El Shen no es una cosa, es una interacción**, y como tal hay que analizarlo. **Lo mismo sucede con los meridianos y con el Qi**.

El mundo de las interacciones es el mundo propio de la Medicina China (MC) y en consecuencia de la PNA. Me gustaría explicar en pocas palabras qué es una interacción, o por lo menos lo que nosotros entendemos como interacción. La interacción es un término que se usa para describir muchos fenómenos y cómo estos interactúan los unos con los otros. Por ejemplo, la mayoría de las personas asociamos el peso, es decir, lo que pesa un objeto a una propiedad intrínseca del mismo, y esto no es así. Si el peso fuera propio del objeto, como ocurre con la masa, no se vería afectado por contingencias externas. Una persona no pesa lo mismo en la orilla del mar que en la cumbre más alta del planeta. Aunque sea imperceptible, su peso es ligeramente diferente. Para verlo con más claridad, la misma persona no pesa lo mismo aquí que en la Luna. Por lo tanto, si el peso fuera un atributo propio, intrínseco, debería de ser el mismo aquí como en la Luna, como ocurre con la masa. El peso es una interacción de su masa con la gravedad. El Qi, el Shen, los meridianos y posiblemente otros fenómenos de la MC son pues interacciones. Esto ha sido y es muchas veces motivo de confusión dentro del pensamiento de ciertos acupuntores.

Es común ver contradicciones de este estilo: «La Mente (Shen) es una de las sustancias vitales del cuerpo. Es el tipo de Qi más sutil y no material»[1]. Como vemos en esta cita de G. Maciocia aparece este error: por un lado nos dice que es una sustancia, es decir algo palpable, cuantificable, y palabras después comenta que es un Qi, añadiéndole el calificativo de «el más sutil e inmaterial». Se ha cometido el error de cosificar el Shen. Maciocia es, sin duda, uno de los mejores representantes de la Medicina China en Occidente. No obstante este error categorial es típico de multitud de colegas, e incluso es posible, dada la calidad de Maciocia, que en este caso se trate de un error de traducción. En cualquier caso, este error, sea del tipo que sea viene muy bien para plasmar la idea que queremos transmitir.

El término Shen es muy ambiguo. De hecho, se traduce muchas veces como «espíritu». Pero el problema reside en qué entendemos nosotros los occidentales como espíritu. Maciocia comenta que le gusta más definirlo como «mente», y se guarda el término Shen «espíritu» cuando se hace referencia a las cinco cualidades del ser humano, a saber: Alma Etérea (Hun), Corpórea (Po), Voluntad (Zhi), Intelecto (Yi), y la propia Mente (Shen) o Espíritu.

Creo que la confusión con este término va más allá del concepto espíritu o mente, para mí hay un pasaje fundamental del capítulo 54 de *Ling Shu: El Eje Espiritual* que dice:

«La madre aporta la base, el padre la fecundación. Si no hay Shen, hay muerte; si hay Shen hay vida. Cuando la sangre y el Qi se armonizan, el Qi nutritivo y defensivo se comunican, las cinco vísceras están completas, la ***mente se aloja en el corazón, el alma etérea y corpórea están completas, entonces se forma el ser humano***».

En esta cita está planteado muy claramente: de la interacción de la madre y del padre tiene que surgir el Shen, pues si este no surge, no hay vida. Entendemos que el Shen es la *información* más compleja que encontramos en la materia, una información que emerge de las cosas que están en continuo movimiento. Y está por encima de las cinco manifestaciones; Hun, Po, Zhi, Yi y Shen (entendido este como mente). Sin embargo, y aquí está el lío, el término Xin[2] (corazón) se ha traducido muchas veces como mente, y por eso se confunde.

Otro ejemplo lo encontramos en *El Canon de Medicina Interna del Emperador Amarillo*. Allí podemos encontrar varios significados: por un lado el Shen se relaciona con la actividad de pensar, la conciencia etc. Y por otro se relaciona con el complejo de los cinco aspectos espirituales, es decir, la mente, Hun, Po, Zhi y Yi.

Como vemos, lo que entendemos como Shen engloba, por un lado, las funciones que en occidente se relacionan con el funcionamiento cerebral y por otro lado una función de interacción más compleja, que le da sentido en sí mismo.

En Psiconeuroacupuntura no queremos que este concepto se quede en modo alguno sin describir y explicar en profundidad. Por ello, vamos a desarrollar lo que nosotros consideramos que es **el Shen**

dentro de nuestra teoría. Sin embargo, dada la naturaleza propia de nuestra mente que es fragmentaria, nos vemos obligados a explicar el Shen bajo su única forma de entendimiento, *la fragmentación*. Es el momento de proceder a realizar divisiones «falsas» sobre la interacción del fenómeno del Shen, en pro de entender el concepto general del mismo, para luego construir como un todo.

A tener en cuenta: El Shen es el resultado de una red cibernética de segundo orden, donde la información es sin duda su acción más directa.

1.1 El Shen:

Dividimos al Shen en dos: Shen Yin y Shen Yang.

• Shen Yin:

El Shen Yin será la estructura que da soporte al fenómeno de lo mental, configurado por el cerebro y el cuerpo. Nosotros entendemos que el cuerpo es parte de nuestra mente-Shen, o que la mente-Shen es parte del cuerpo, como más adelante justificaremos. Cuerpo y cerebro son lo mismo, no son dos cosas. ¿Acaso el cerebro está asilado en la caja craneal? La biología nos ha hecho creer que el cerebro es un órgano aislado, que se encuentra en la cabeza, y esto es un grave error que

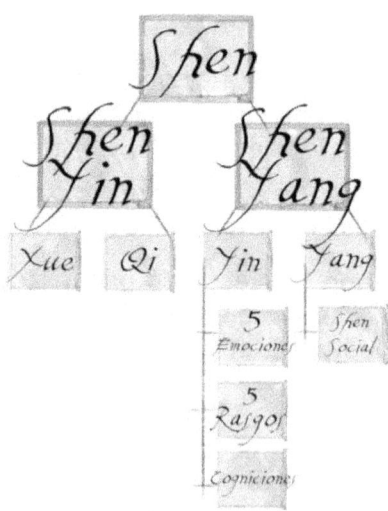

nos hace pensar sobre él de forma errónea, y crear en consecuencia modelos de terapia errados. El cerebro en ningún momento está separado del tronco, ni este de la medula espinal, ni esta de los nervios raquídeos, sin olvidarme de los craneales. Y todos estos sistemas funcionan de forma magistral bajo la ley del Yin Yang, simpático, parasimpático, por ejemplo.

Pero esto no termina aquí. Una vez estuve en una exposición titulada *The exhibition bodies*. En ella se exponen diferentes cuerpos embalsamados con unas sustancias especiales que hacen las delicias de la visión anatómica en directo. Observé cómo por ejemplo se extraía todo el tejido sanguíneo, vasos y arterias, a diferentes especímenes, para así poder ver el sistema nervioso al descubierto. Sin embargo, caí en la cuenta de que por lo general las arterias dan de comer y las venas, a través del sistema linfático, se llevan los desechos de los diferentes órganos. Pero, y aquí esta lo interesante, hay una zona del cuerpo donde estas arterias no tienen ese cometido. Su función no es llevar sustancias nutritivas, sino unirse a la estructura y recoger los productos que esta estructura elabora después de haber traducido el lenguaje de las señales neuronales a trasmisores bioquímicos. Esto se hace a través de la hipófisis y sus dos secciones, neuro y adenohipófisis. Ambas vierten al torrente sanguíneo una serie de neurotransmisores concretos, cambiando el lenguaje neuronal a bioquímico. En este caso, los neurotransmisores pasan a ser hormonas y estas actúan como factores de transcripción a nivel genético. En pocas palabras, **en la sangre también está eso que llaman cerebro**. Fenómeno que la tradición china señaló hace miles de años, al advertir que el Shen descansa y se apoya y complementa en la Xue.

Como vemos, el cuerpo, y el cerebro son lo mismo, no son dos cosas. Si bien una ciencia que está ahora emergiendo con fuerza nos da bases para confirmar lo que estoy intentando explicar aquí: hablo de la PINE.

Ahora pasemos a otra falsa división.

• Shen Yang:

El Shen Yang hace referencia a los fenómenos mentales, a los efectos que emergen del Shen Yin y viceversa. Como acción emergentista. El Shen Yang, a su vez lo vamos a dividir en Shen mental y Shen social (entorno).

- Shen mental, compuesto por nuestras funciones psicológicas que emergen del Shen Yin, a saber:

    - Las 5 emociones.

    - Las 5 cogniciones.

    - Los 5 rasgos.

Sobre esta clasificación hablaremos con detenimiento, pues son conceptos básicos de la PNA, sobre todo para luego establecer las terapias estratégicas adecuadas.

- El Shen social:

El Shen social, será todo aquello que sucede fuera de los límites del cuerpo y que afecta al Shen total del sujeto, actuando como factor *epigenético,* entendiendo aquí la palabra epigenética como aquello externo que afecta a lo interno. No podemos perder de vista que el Shen social forma parte del mismo Shen general del sujeto. Este es uno de los puntos importantes de la PNA: para nosotros el Shen es *todo*, no nos limitamos al cuerpo, trascendemos muchas limitaciones que imponen las diferentes escuelas de psicología. Esto da valor propio a este nuevo paradigma.

Sin embargo, estudiando el Shen mediante un desglose de sus partes no lograremos entenderlo completamente. Intentaremos arrojar algo de luz sobre el asunto con una metáfora que explica a la perfección el concepto: el Shen no es una cosa, es una interacción.

1.2 La metáfora de la olla.

Imaginemos una olla. La olla sería la estructura del Shen, esta representaría el cerebro y el cuerpo, Shen Yin. El Shen Yang, en concreto el Shen mental —cinco emociones, cinco rasgos, cinco cogniciones— en esta metáfora serían los alimentos a cocinar en esta olla. Por ejemplo, imaginemos que las emociones fueran verduras, los rasgos fueran cereales, y por último, las cogniciones fueran cinco tipos diferentes de carnes.

Todos los seres humanos tendríamos una olla. Esta olla varía cuantitativamente de unos sujetos a otros, pero no cualitativamente. En esta metáfora, la olla (recipiente) se correspondería con las estructuras neuroanatómicas que dan soporte a todo el mundo psíquico del ser humano (cerebro y cuerpo), dado que para los psiconeuroacupuntores el cerebro y el cuerpo son lo mismo.

Igual que sucede con los músculos, sucede con la estructura neuronal: todos nosotros tenemos los mismos músculos, pero evidentemente, no en todos nosotros el tono o el desarrollo muscular es el mismo. No tienen la misma forma externa, aunque internamente seamos iguales. En el cerebro, estas diferencias estructurales no son tan marcadas, pero también cada cerebro es diferente. Esto sería la olla, solo que nosotros vamos un poco más allá, ya que consideramos que el cuerpo es también el cerebro, por tanto observando el cuerpo observamos indirectamente el Shen. Para ello, en PNA poseemos una forma específica de observar el cuerpo como más tarde veremos.

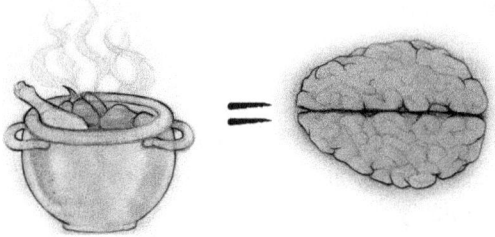

Con esta metáfora hemos llegado a la idea de:

- Shen Yin es la olla, la estructura.
- Shen Yang son los alimentos, la función.

Pero esta idea es incompleta, tenemos que añadir algo:

- Mingmen.

Si todos tenemos una olla, esta olla debe contener agua para poder cocer lo que queramos cocinar, y también fuego. En MTC disponemos de un concepto que es el Mingmen. **El Yin renal, sería pues el agua que todos tendríamos dentro de esta olla, y el Yang renal sería el fuego.** Este concepto es muy interesante, y a la vez muy complicado de entender, aquí solo anticiparemos que el Mingmen aporta la materia y la información de la configuración del cuerpo, siendo el Shen su última manifestación.

Sigamos con la metáfora. En esta olla, como decíamos, depositaríamos las verduras, cereales y carnes. Todos los seres humanos echamos las mismas verduras, carnes y cereales, pero no en la misma cantidad. Para que se llevara a cabo la cocción necesitaríamos fuego. Aquí es donde entra el Yang renal.

Sin embargo necesitamos dos fenómenos más, el primero sería el tiempo de cocción, es decir, el ciclo vital del sujeto, el tiempo que lleva la olla cociéndose. Como es lógico, el tiempo que lleva un cocido cocinándose determinara ciertas condiciones del mismo. Y por último y no menos importante, *el entorno*. El entorno es el lugar donde se elabora este cocido, sabemos que el entorno da ciertas características especiales a cada persona, y por ende a cada cocido.

Pero ¿qué es el Shen? ¿Es todo esto? No, pues todo esto, o su mayoría, son solo «cosas» que integran el Shen.

De esta cocción saldrá un caldo, este caldo tendrá sabores diferentes de un cocido a otro que dependerán en última instancia de la cantidad de sustancias que le echemos a la olla. Esta cantidad vendrá determinada por nuestro ciclo vital, es decir, nuestra vida y nuestras experiencias propias y ajenas.

Por lo tanto, **el Shen es la *interacción* de todos estos factores**. Siguiendo con la metáfora, sería concretamente **el sabor de dicho caldo**.

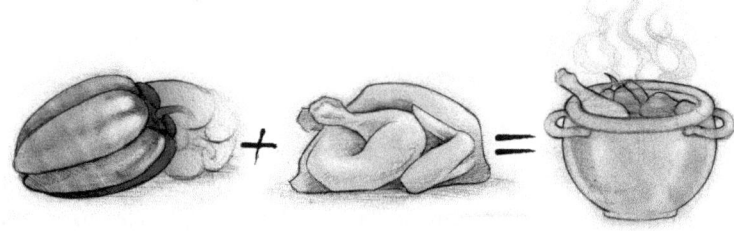

Todos los caldos estarán más o menos buenos, dado que la mayoría de los sujetos vivimos generalmente acorde a nuestra forma de ser. Podríamos decir que la mayoría nos adaptamos al principio de realidad. Este principio es un concepto extraído del psicoanálisis y nos viene a decir algo así: todo sujeto sano toma consciencia de la realidad de su entorno y se adapta a ella; si esto no sucede, da pie que a surjan las disfunciones adaptativas, que resultan ser en sí las típicas neurosis. Las personas neuróticas están en semi-contacto con

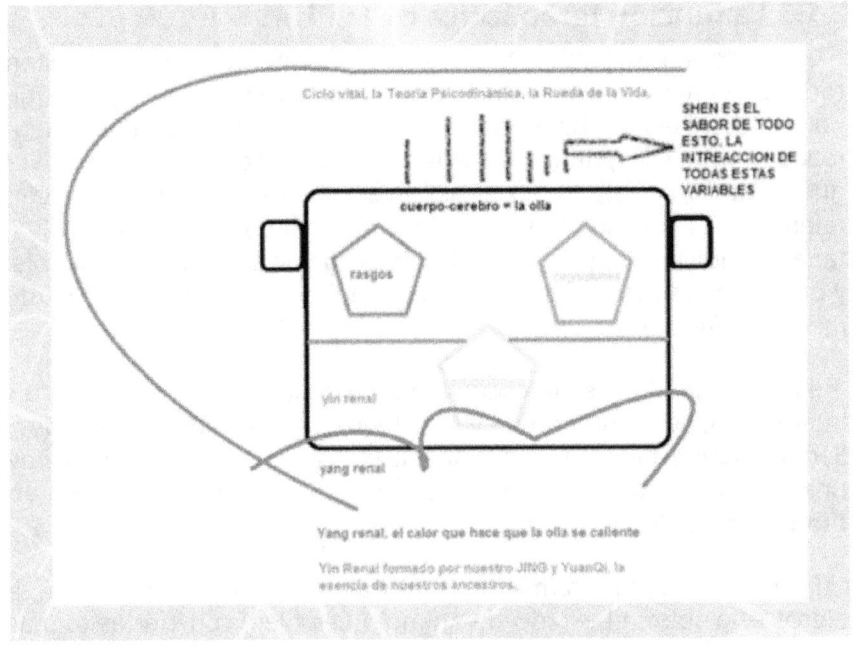

Ciclo vital, la Teoría Psicodinámica, la Rueda de la Vida.

SHEN ES EL SABOR DE TODO ESTO, LA INTREACCION DE TODAS ESTAS VARIABLES

cuerpo-cerebro = la olla

rasgos

yin renal

yang renal

Yang renal, el calor que hace que la olla se caliente

Yin Renal formado por nuestro JING y YuanQi, la esencia de nuestros ancestros.

la realidad, el sujeto neurótico intenta adaptarse a esa realidad de forma incorrecta.

Si seguimos la idea de la metáfora, nosotros entenderíamos que nuestro sabor (caldo) no es muy agradable, es de *sabor neurótico*. Pero cuando este sabor es intomable, entenderemos que el sujeto no puede adaptarse al principio de realidad, entonces hablamos de psicosis, que es un trastorno más grave, pero no por ello no tratable, ya que está derivado del mismo proceso que el anterior solo que con mayor complicación, y un grado de desadaptación más importante. También es verdad que en estos casos (psicóticos) participan en la conformación del estado varios factores añadidos, tales como la humedad, el éxtasis de Xue, etc. Sobre esto hay un trabajo muy interesante, Shen y TAN, referenciado en la bibliografía.

Por tanto y volviendo a lo que nos ocupa, el sabor de este caldo es lo que en Psiconeuroacupuntura consideramos el Shen, y no lo olvidemos, en este sabor también influye el entorno (Shen social), que tendremos muy presente, ya que muchas tendencias terapéuticas se olvidan de él, sobre todo las mecanicistas.

1.3 La función terapéutica de la PNA.

Como decíamos, habrá algunos caldos que por lo que sea no estén todo lo buenos que debieran, y serán de mal tomar. Hay sujetos que no se desenvuelven bien en su entorno. La función de la Psiconeuroacupuntura es identificar las estructuras del Shen de ese sujeto, ver qué verduras, cereales o carnes se han echado de más o de menos con referencia a la cantidad más o menos normal. Y así se intentará ajustarlas o equilibrarlas para que el caldo tenga un sabor más agradable, y por ende el sujeto se pueda manejar mejor por la vida, i.e. *«se ajuste mejor al principio de realidad»*.

Así pues, el Shen es la esencia final extraída de todas sus partes integrantes, la interacción de varios fenómenos venidos de la «cosa» llamada soma, que en última instancia es la misma interacción. No hay una supremacía de la cosa respecto a su efecto, y **esta es la clave en nuestro modelo**.

Todos los que practicamos acupuntura sabemos del gran poder que ejerce esta sobre el estado de ánimo. Pues bien, con ciertas teorías chinas, a saber, las teorías de las Cinco Fases (Wu Xing), con referencia al ciclo Ko y Sheng, mas todo el arsenal terapéutico contenido en la diferenciación de patrones clásicos, sumado a las cinco estrategias verbales, podremos elaborar tratamientos para modificar cuantitativamente esos «alimentos» y recuperar un sabor digno de todo ser humano. En Psiconeuroacupuntura, la unión con técnicas psicológicas avanzadas refuerza aún más este tipo de tratamientos. De la unión de todas estas teorías surge un nuevo enfoque de análisis y tratamiento del Shen.

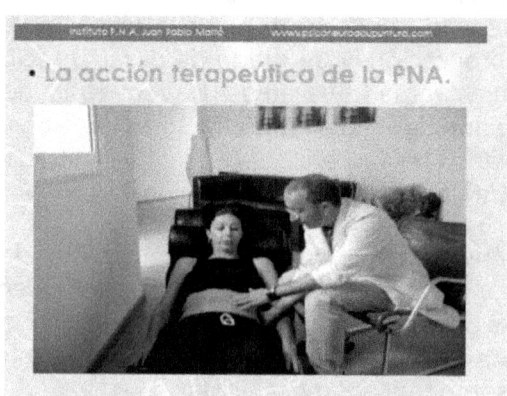

CAPÍTULO 2. LA FORMA: CAMPOS MORFOGENÉTICOS Y MERIDIANOS.

Para el lector que no esté familiarizado con la Psiconeuroacupuntura, las siguientes exposiciones pueden parecer sumamente extraño, por no decir extravagante. Lo entiendo y hasta cierto punto lo comparto. No han sido pocas las horas que he dedicado al estudio de las formas y a las teorías del biólogo Rupert Sheldrake[3], quien me ha inspirado en el presente trabajo y cuya labor investigadora considero muy reveladora, aunque hay que ser prudente con sus teorías; sin embargo me son útiles para explicar lo que la MTC lleva miles de años describiéndonos. Si las unimos a la teoría y sabiduría de la medicina china, nos abre nuevas variables a observar. Estas variables son las que he estado estudiando en estos últimos diez años hasta llegar a la visión del presente modelo que aúna los conocimientos de la nueva biología con la sabiduría de la tradición oriental, y todo ello no con el mero sentido y objetivo de unir, sino el de encontrar nuevas relaciones y funciones con objetivos concretos de terapia.

Por ello desarrollé un libro dedicado a fundamentar y a explicar de forma parsimoniosa lo que aquí voy a exponer de forma resumida. Para el lector más escéptico, o para aquel que quiera conocer la PNA desde sus fundamentos, le recomiendo la lectura de los libros *Fundamentos de Psiconeuroacupuntura* y *Cáncer y forma*. De hecho, para los muy escépticos recomendaría la lectura de esos libros antes que la del presente, pues sus desarrollos y conclusiones son muy importantes para el posterior trabajo. Aquí solo introducimos al lector en este fascinante mundo de las formas.

Ahora vamos a centrarnos en la exposición del concepto de Qi desde otro punto de vista, un punto de vista algo diferente a como lo presenta la medicina china. Así, tanto el experto en acupuntura como el neófito en la materia lo encontraran interesante. El primero no se aburrirá leyendo más de lo mismo, y el segundo encontrará un nuevo mundo que descubrir.

Entiendo el Qi como esa fuerza que nos compacta y da forma. Se dice que la materia es energía Qi, y la energía se diferencia de la materia por el estado en que se encuentra. La materia es, pues, energía compactada. El Yang se compacta y forma al Yin, siendo el Yin Yang el mismo estado de cosas solo que con manifestaciones diferentes. Albert Einsten ya lo adelantó en su famosa fórmula de $E=mc^2$, que entre otras cosas nos dice que la materia y la energía son dos caras de la misma moneda y que una se convierte en la otra gracias a ciertos fenómenos que se describen elegantemente en esta fórmula.

Cuando esta energía Qi compacta genera las **formas**. Según el I Ching: «*Del uno surge el dos, del dos el tres, del tres las mil formas…*». Esto nos viene a decir que del Tao, o *campo punto cero*[4], como desarrollo en mis otros trabajos, surge el Yang, en este caso el uno, del uno el dos, es decir la materia, el Yin, y del Yin las mil formas, es decir, todo lo que vemos y somos.

Es pues de vital importancia el estudio de las formas, (como dice el I Ching[5], las mil formas) que curiosamente se han pasado por alto en nuestros estudios, tanto occidentales como orientales. ¿Se ha preguntado usted alguna vez por qué las cosas tienen la forma que tienen? Y, sobre todo, ¿cómo lo consiguen?

2.1 La forma.

Si antes decíamos que el Shen era una interacción, ¿qué sucede entonces con las formas? Para mí es la interacción más importante después del Shen, o antes que el propio Shen… ¿a caso el Shen y la forma son lo mismo? Decir que el Shen y las formas son lo mismo es algo muy interesante, sin embargo no es aquí donde lo voy a discutir, me conformo con despertar una nueva perspectiva al lector.

El estudio de las formas se llama ***morfogénesis***. Hay varias teorías en la actualidad, poco plausibles o a las que les falta un «algo» a la hora de intentar explicar este fenómeno, o mejor dicho, epifenómeno. Para el estudio de las formas debemos tener presente que en general hay dos tipos de manifestaciones de las mismas, o dos familias: las formas de organismos vivos (orgánicas) y las no orgánicas. Las diferencias entre ambas son importantes, pues en ello se encuentra uno de los mayores enigmas a los que se enfrenta el ser humano, a saber: cómo se pasó de las inorgánicas a las orgánicas. Una cuestión que se relaciona con el origen de la vida misma. Aquí no es donde vamos a tratar esta cuestión. No obstante, que no lo tratamos aquí no es una excusa para escabullirme de estas cuestiones: puede encontrar en otros trabajos míos cómo afrontamos este asunto.

Como decimos, esta clasificación —orgánico e inorgánico— es importante, pues nos sumerge en un profundo misterio. Siempre se ha dicho que las formas de las cosas, órganos, ojos, oídos, etc. estaban dirigidas por los genes (Jing).

Formas

Formas inorgánicas

La ciencia actual, sobre todo la genética, nos dice que aún no se sabe por qué los órganos o el cuerpo humano tienen la forma que tienen, o cómo llegan a esa forma. Pero ¿cómo se organiza la materia para configurar un cuerpo? Se sospecha

Formas orgánicas

que hay familias de genes que están implicados en este asunto, pero aún no se puede conocer con exactitud cómo lo consiguen, pues la complejidad es enorme. Sin embargo, los genetistas tienen la *fe* de que con esfuerzo e investigación, en el futuro se sabrá.

Quizás sea yo un poco escéptico y no me crea mucho esta fe de los genetistas, pues dicen que las formas de las sustancias orgánicas están regidas por los genes. Pero ¿quién dirige las formas de las sustancias no orgánicas, por ejemplo, de los minerales? Ahí no hay genes... o si quieren, les hago una pregunta aún más malvada: ¿quién determina la forma del gen o cromosomas?

2.2 Yuan Qi orgánico e inorgánico.

Nos encontramos aquí con dos conceptos: el primero se refiere a las formas de las cosas no orgánicas, que son dirigidas por lo que nosotros llamamos el Yuan Qi inorgánico, termino muy usado en PNA que nos dice que en la naturaleza hay una *información*, y esa información da pie a la hipótesis formativa (R. Sheldrake). Las formas de las cosas orgánicas se definen por Yuan Qi orgánico, o simplemente Yuan Qi.

Yuan Qi inorgánico:

Sobre este tema dedico gran extensión en el trabajo antes mencionado, aquí solo quiero apuntar que sería **la información que viene del TAO o *campo punto cero***. Esta información hace que la energía compacte formando la materia. Es decir: En la «nada-vacío» hay información, y esa información para poder manifestarse se compacta, formando depósitos de memoria. Estos depósitos de memoria son la información en forma de materia. Puede ser que algunos de ustedes se pregunten cómo tiene lugar este proceso. La explicación es bastante compleja, pues entran de lleno varias cuestiones: la cibernética, la autoorganización, los sistemas disipativos, la teoría de campos cuánticos y un largo etcétera.

Lo importante aquí es saber que existen campos de fuerza que hacen que la energía compacte. Estos campos de fuerza son los meridianos. En la materia inorgánica se llama Yuan Qi inorgánico. Podemos decir pues que existen tanto meridianos en la materia orgánica como en la inorgánica.

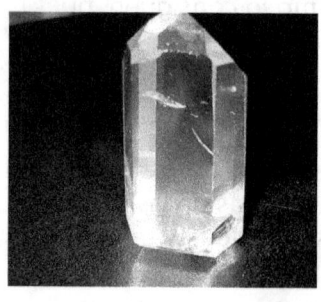

Como en la fotografía, este cristal tiene una forma, una forma creada por unas fuerzas que hacen que el Qi compacte siempre igual para crear así ese tipo de cristal y no otro. Y ¿qué dirige este proceso? Es evidente que los genes, no. **Es la información que se encuentra en el TAO o CPC.** Siempre se nos ha dicho que las únicas moléculas que contenían información eran las que constituían los genes, en cambio esto no sucede con las formas inorgánicas, pues en los minerales no existen esas moléculas orgánicas y todos siguen unos patrones de compactación. Existe una especie de orden en la naturaleza, un orden guiado por las leyes del Yin Yang y Wu Xing.

Yuan Qi orgánico:

En cambio, en los organismos, el Yuan Qi es la manifestación que da forma a los cuerpos, como sucede por ejemplo con la célula, y las células dan forma a los órganos Zang Fu, y los órganos al soma, y todo esto gracias a los meridianos, que son campos de fuerza. Sostengo que el Jing (genes) generan la materia necesaria para que el Yuan Qi consiga compactar en sus diversas formas. El Yuan Qi es información, ese compactamiento lo consigue a través de los meridianos o campos morfogenéticos.

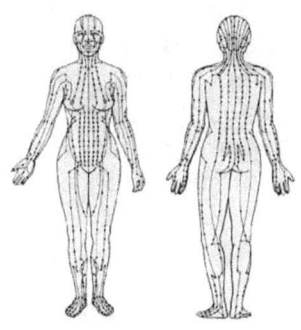

Los genes son las herramientas que abastecen al Yuan Qi para crear y dar forma al cuerpo, son los ladrillos. En cambio, la forma la dirigen los meridianos, que actúan como campos de fuerza o campos morfogenéticos.

Sobre todo, los meridianos que más influencia tienen sobre esta función son los meridianos curiosos, que según la Medicina China son por donde circula el Yuan Qi. El Yuan Qi sería el plano, el plano que dirige la construcción. Tenemos pues ocho planos fundamentales que nos dirigen la forma, los demás meridianos serán secundarios en esta función, pero aun así funcionan también sosteniendo la forma.

Como podemos observar en el dibujo, los meridianos son en última instancia campos de fuerza de Qi compactado. Por este mismo motivo, al ser campos de fuerza no los vamos a encontrar nunca ahí *in situ*, como una sustancia, sino más bien como una función, o mejor dicho una **interacción**.

2.3 Los dos tipos básicos de Qi.

Entiendo pues que hay fundamentalmente dos familias de Qi a nivel general. Una que es la encargada de dar la forma al soma y a la materia, Yuan Qi, (En realidad no es un Qi es un campo, —información— una fuerza de compactación) y otra más funcional, más dinámica, que circula por esos campos. En este segundo tipo de Qi entrarían todos los subtipos que la medicina china estudia: Wei Qi, Gu Qi, Zhon Qi, Rong Qi, etc.

Vamos a explicar la primera familia y su relación con los campos morfogenéticos, siendo este fenómeno el que configura los propios meridianos:

Lo que nos hace diferentes a los animales humanos de otros animales es en última instancia la forma, la forma humana, esos planos por los que nos construimos. Tengo que decir que esos planos no aparecen en ningún análisis químico, ni en resonancias magnéticas, ya que son *campos*. Rupert Sheldrake nos habla de *los campos mórficos*, que engloban a todos los campos, conductuales, sociales etc. A nosotros el que nos interesa ahora es el que tiene que ver con la forma, es decir, el morfogenético. Por otro lado, las teorías de Rupert Sheldrake van más allá de nuestros intereses teóricos, de hecho algunas no las consideramos.

2.3.1 ¿Qué son los campos?

Son regiones autoorganizadas de influencia, análogas a los campos magnéticos y otros campos conocidos en la naturaleza. Quiero subrayar que el término campo morfogenético es reconocido por la biología moderna, lo que pasa es que nadie sabe cómo funcionan estos campos, y menos aún cómo se dan las formas a través de ellos. Se sigue pensando que en algún momento se sabrá, gracias a los adelantos de la física y de la química regular. Como he comentado anteriormente, me parece que es un acto de fe. Creo que es imposible. Después de todo lo investigado y expuesto en el libro de bases y conceptos de la PNA, considero que el paradigma de la física actual, la Newtoniana, va por mal camino a la hora de dar explicación a estos fenómenos, y no porque esté equivocada sino porque soslaya una variable: el *Yuan Qi*.

La teoría de Sheldrake[6] tiene tres puntos importantes que explican el advenimiento de las formas de una manera revolucionaria y diametralmente opuesta en general a la ciencia convencional. Lo más sorprendente es que encaja con las teorías de la Medicina China, al igual que con las teorías de la nueva física. Todas coinciden en la explicación de la morfogénesis.

Sus postulados:

- Primero, los campos morfogenéticos son un nuevo tipo de campo, hasta ahora no reconocido por los físicos (añado yo: pero sí ampliamente desarrollados por la medicina china), los canales y colaterales. Estos actúan como campos.

- Segundo, al igual que a los organismos que dan forma, evolucionan. Tienen una historia y contienen una memoria intrínseca que les da el proceso que Rupert denomina **resonancia mórfica**. Que no sería ni más ni menos que las ideas expuestas por la medicina china sobre Hun y Po. Decir que sobre estos términos hay mucha literatura confusa y excesivamente metafísica. Clarifiquemos primero qué entendemos como Hun y Po, recomendando para ello la lectura del capítulo dedicado a este fin en el libro citado de *Fundamentos*.

- Tercero, los campos morfogenéticos son parte de una familia de campos más grandes llamados mórficos. Este postulado de Sheldrake es enteramente compatible con nuestra idea de familia de meridianos.

Estos tres puntos dan como resultado la **Hipótesis de la causación formativa** que vamos a tener que estudiar en profundidad, pues a partir de este concepto entenderemos la fisiopatología energética de muchas enfermedades.

2.3.2 Hipótesis de la causación formativa.

Según esta hipótesis los sistemas se autoorganizan, independientemente de su nivel de complejidad. Hay una totalidad que depende de un campo organizativo característico de ese sistema, su **campo mórfico**. En cada nivel, su campo mórfico da a cada conjunto sus propiedades. En las plantas y los animales, son los campos responsables del desarrollo y el mantenimiento de la forma corporal. Rupert los llama campos mórficos. En la organización de la percepción, la conducta y la actividad mental se les llama **campos perceptuales, conductuales y mentales** respectivamente. En los cristales y moléculas se les denomina campos cristalinos y moleculares, y en la sociedad, campos sociales y culturales.

A nosotros nos interesan los que dan forma al soma, los morfoge-néticos, que relacionamos con el Yuan Qi. Ahora vamos a unir estas sugerentes ideas.

Según la teoría china, existen dife-rentes tipos de meridianos, que son regiones de influencia, localizados en y alrededor de los sistemas que organizan. Así, un campo crista-lino organiza un cristal (Yuan Qi inorgánico) un campo mórfico un cuerpo (Yuan Qi). Estos campos son evidentemente los meridianos de la medicina china. Sabemos que existen varias familias de meridianos.

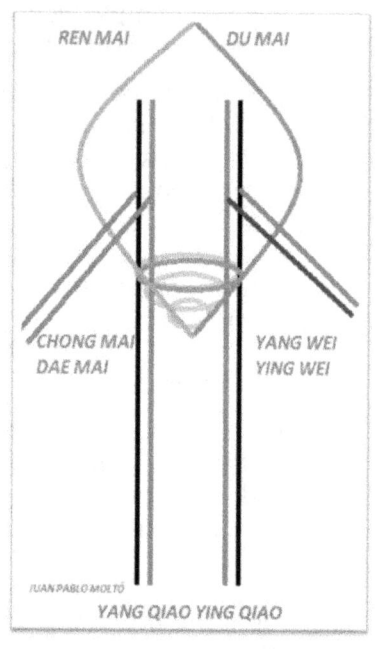

Entiendo que los más importantes en cuanto la función de la causa-ción formativa son los Meridianos Maravillosos. Me atrevo de decir que de estos meridianos surge el molde para que colapse la energía fundamental. Ese molde causativo inicial lo podemos ver en el dibujo. Siendo las demás familias de meridianos secundarias en esta función, aunque por supuesto también participan. A estos meridianos se les puede nombrar de diferente modo, dependiendo del origen del autor o escuela; Qi Jing Ba Mai, Ocho Meridianos Curiosos, Ocho Vasos Maravillosos o Vasos Extraordinarios. En *Ling Sun* es el primer tratado antiguo en el que los empiezan a mencionar, en concreto el médico Li Shi Zheng. A él se le atribuye la autoría del tratado *Qi Jing Ba Mai Kao*, donde se exponen dichos meridianos.

Estos son: Du Mai, Ren Mai, Chong Mai, Dae Mai, Yin Wei Mai, Yang Wei Mai, Ying Qiao Mai, Yang Qiao Mai. Se dice que tienen su origen en el Riñón, disfrutando de una conexión directa con el Jing de Riñón, (Yuan Qi). Importante punto este, ya que corrobora y apoya aún más nuestras ideas. Como curiosidad, decir que las células totipotentes son justo ocho en total, igual que los Vasos Maravillosos. Como vemos en la fotografía, aquí ya se han formado los ocho vasos.

Los cuatro primeros meridianos nacen del centro, siendo el ombligo la base donde se origina la matriz esencial del Yuan Qi.

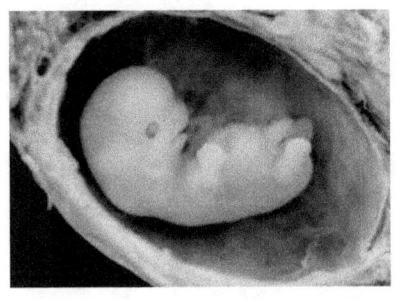

Los otros cuatro nacen de forma indirecta del riñón. Excepto Du Mai y Ren Mai todos los otros no tienen puntos propios, no son como los demás meridianos, esto es así porque son en realidad la base de la forma. Lo que sí poseen son los puntos llave, que comparten con los demás meridianos principales. Estos puntos tienen una acción directa en la energía de los Meridianos Maravillosos, y por lo tanto acceden al Yuan Qi. Siendo estos puntos, el 3ID para DM, 7P para RM, 4B Chong Mai, 41VB para Dae Mai, 6MC Yin Wei, 5SJ Yang Wei, 6R Yin Qiao, 62V Yang Qiao.

Los puntos llave hacen de compuerta para que los flujos de energía Yuan Qi vayan desde estos meridianos al resto de meridianos. Según la tradición antigua se dice que «comunican entre el Cielo Posterior y el Cielo Anterior». Esto es muy importante porque nos sugiere que tienen el poder de intervenir sobre la recuperación de la forma, o la pérdida de la misma.

Entiendo que la esencia de nuestra forma depende de este entramado de meridianos. Rupert Sheldrake nos ha enseñado la teoría, la MTC nos ha enseñado los hechos. Si observamos con detenimiento el siguiente dibujo, encontraríamos en él los planos del Yuan Qi, he aquí pues la expresión del Yuan Qi, la energía primordial de la forma.

A continuación, se empezarán a añadir los doce meridianos principales y colaterales, generando ya la forma humana. Sin embargo, todos sabemos que cuando el bebé nace aún esta por madurar. Los meridianos tendino-musculos serán los últimos en terminar esta maravillosa formación hoy conocida como hombre.

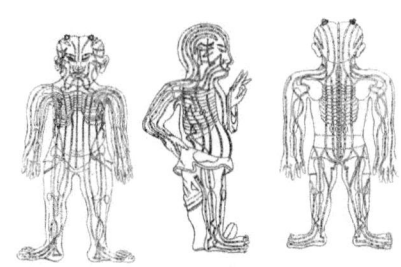

CAPÍTULO 3. CAMPOS DE FUERZA QUE INFLUYEN EN LA ETIOLOGÍA DE LA FORMA: LOS FACTORES PATÓGENOS.

Si sostenemos que las formas se obtienen a través campos de fuerza, estas formas serán inestables en la medida que pueden ser moldeables por su entorno, y gracias a esta inestabilidad pueden evolucionar. Sin embargo, esta volubilidad puede hacer que el entorno influya sobre la forma haciendo que esta pierda su estabilidad y su configuración. Cuando esto sucede, ese sistema se desintegra en su totalidad. ¿Qué es sino la muerte? Cuando las fuerzas externas, lo que nosotros llamamos los factores etiológicos, presionan estos campos, la pérdida de la forma será la moneda a pagar, pues el cuerpo absorbe la agresión compensándolo con la pérdida de la forma. Sin embargo, antes de explicar estos factores agresivos será necesario explicar sucintamente la ley de carga y descarga de Qi.

3.1 La ley de carga y descarga.

Gran parte de la teoría china se basa en la observación de todos los fenómenos que acontecen en la naturaleza. Parte de esta observación nos lleva a una teoría fundamental, la **teoría del Yin Yang**. Sabemos que todos los fenómenos que acontecen en la naturaleza se rigen por esta ley. Siguiendo esta idea, podemos observar cómo todo late al ritmo del Yin Yang: el corazón se expande (Yang), y se contrae (Yin), el pulmón hace lo mismo, el líquido cefalorraquídeo, las células... las montañas crecen, se expanden (Yang), y con el paso del tiempo se contraen, se erosionan (Yin), la energía tiende a acumularse para luego disiparse. Esto es un fenómeno universal, que la teoría del Yin Yang explica y describe de manera formidable.

En resumen, todo late según el Yin y el Yang, el uno se trasforma de forma armónica en el otro a través del mecanismo de carga y descarga. Un polo, sea este Yin o Yang, se carga para posteriormente descargarse y convertirse en el otro.

La salud sería entonces un orden entre esta carga y descarga, entre este Yin Yang. Si a través de los meridianos se da una correcta carga y descarga del Qi, los mismos no sufren y no se deforman, y por lo tanto no manifiestan dolor.

Todo tiene un ritmo, que W. Reich[7] nos explicó con su ecuación siguiente: Tensión-Carga-Descarga-Relajación. Todo el sistema autónomo se basa en esta función. El corazón, los intestinos, la vejiga, los pulmones… funcionan con este ritmo, por no hablar de otras mil funciones orgánicas, como la división celular, la digestión, las frecuencias cerebrales, absolutamente todo.

La falla en esta acción de carga y descarga dará lugar a una acumulación de Qi, que manifestará la sintomatología típica de bloqueo de Qi propia de la medicina china. La PNA ha profundizado en este mecanismo de carga y descarga, usándolo como paradigma que explica el sufrimiento humano. Entendemos que esta carga de Qi afectará a las diferentes capas que dan forma al organismo.

Estas capas son cinco:

3.2 Las cinco capas.

Como adelanto al capítulo siguiente y para poder comprender mejor este, presentamos aquí la teoría de las cinco capas. Esta teoría es una forma explicativa de ordenar la morfogénesis en capas, y a través de este orden entender la enfermedad. Diré que la capa más externa es la configurada por los meridianos tendinomusculares, le sigue la configurada por los meridianos principales, luego tenemos la materialización de los Zang Fu y órganos curiosos para finalizar con los Meridianos Maravillosos, que son los últimos en profundidad y primeros en morfogénesis. La quinta capa, en realidad no es una capa, es la pérdida total de la forma: la muerte.

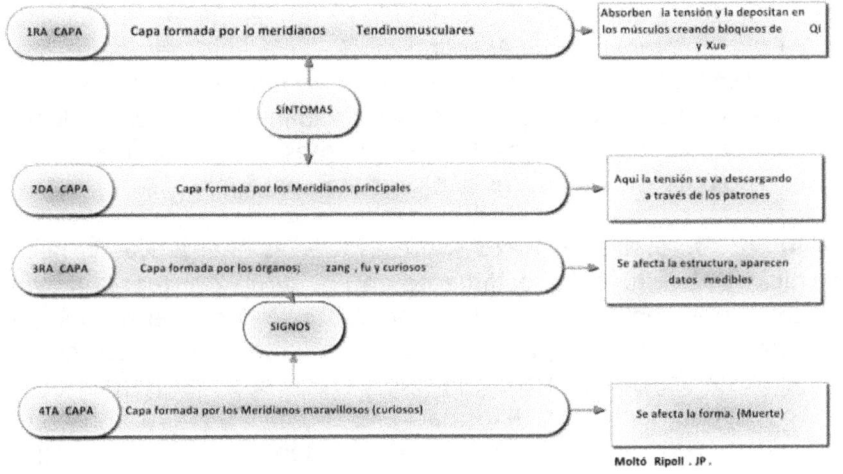

| 1RA CAPA | Capa formada por lo meridianos   Tendinomusculares | Absorben la tensión y la depositan en los músculos creando bloqueos de   Qi y Xue |

SÍNTOMAS

| 2DA CAPA | Capa formada por los Meridianos principales | Aquí la tensión se va descargando a través de los patrones |

| 3RA CAPA | Capa formada por los órganos;   zang , fu y curiosos | Se afecta la estructura, aparecen datos medibles |

SIGNOS

| 4TA CAPA | Capa formada por los Meridianos maravillosos (curiosos) | Se afecta la forma. (Muerte) |

Moltó Ripoll . JP .

3.3 Factores patógenos indefinidos.

Después de explicar la ley de carga y descarga y las cinco capas, es momento de desarrollar lo que nos interesa en este capítulo: Cómo las fuerzas externas hacen que falle la descarga y el organismo pierda su forma. Hay tres factores determinantes en este asunto:

a) *Factores climáticos.*

b) *Factores mecánicos.*

c) Factores pasionales.

Estos factores agreden al cuerpo siguiendo diferentes mecanismos. Voy a exponer aquí el modelo de fisiopatología energética, que nos ayudara a entender cómo se gestan los trastornos energéticos y posteriormente los físicos. A estos factores patógenos los denominamos en general FPI (factores patógenos indefinidos).

a) ***Los factores climáticos*** son, según la medicina china, fuerzas energéticas que influyen directamente en el cuerpo, en concreto sobre nuestra energía defensiva, Wei Qi. Son en concreto seis, uno por cada fase excepto en el Fuego, al que se le asocian dos. La medicina china nos habla extensamente sobre ellos.

Si a lector le interesa, le recomiendo el libro *Fundamentos Clásicos y Contemporáneos de la Acupuntura y la Medicina Tradicional China* (J.P. Moltó, Editorial Dilema, 2001). Es un libro sencillo, diseñado para estudiantes de primero de esta disciplina. Podrán entender en este trabajo los entresijos de estos factores que, cuando se dan en exceso o nuestro Wei Qi es débil, resultan patógenos.

b) *Los factores mecánicos* son esas fuerzas energéticas y mecánicas que influyen directamente en el cuerpo por fuerza mayor, como por ejemplo un accidente de tráfico. Podemos entender que estas fuerzas físicas aplicadas sobre el soma sobrepasan con creces la resistencia de nuestro organismo, y el cuerpo acaba perdiendo su forma, con fracturas y deformaciones orgánicas. En otro orden de cosas tendríamos fenómenos menos evidentes, como por ejemplo los RX, que actúan directamente sobre la forma, deformándola, siendo estos agentes factores que predisponen al cáncer, el cual considero la mayor expresión de la pérdida de forma. Tenemos que saber que para considerarlos factores mecánicos deben poseer la cualidad de ser externos a la persona. Así, podríamos numerar multitud de agentes causales, como por ejemplo diversos tipos de fármacos.

c) *Los factores pasionales.* En medicina china son siete, y son de naturaleza interna. Punto este muy importante, pues mientras que en los puntos A y B las fuerzas que alteraban al organismo eran externas a él, en este punto no sucede esto, sino que son fuerzas internas las que, mal canalizadas, lo perturban. Son esas fuerzas de la psique que cuando están alteradas tienen que descargarse en algún sitio. Normalmente, los elegidos son los meridianos tendinomusculares (teoría de las capas, que veremos más adelante), generando allí las famosas corazas o armaduras. Estas corazas se estudian en diversas psicoterapias corporales como la bioenergética de Lowen, o la orgonterapia de Reich entre otras muchas escuelas o tendencias psicocorporales.

Podemos entender el organismo como un sistema que intenta conservar su forma a toda costa. Cuando en este sistema, por diferentes motivos, los mecanismos de descarga se encuentran excesivamente saturados acabarán afectando al entramado de redes de los meridianos principales a través de diversos mecanismos que conocemos de cerca los acupuntores. Los campos morfogenético-meridianos, una vez llegados a un punto de carga máxima, y para seguir manteniendo el equilibrio, irán perdiendo la forma hasta un punto máximo de tolerancia. Llegados a este punto, estas fuerzas que en un principio son energéticas dañarán irremediablemente la forma generando enfermedades físicas, como pueden ser por ejemplo una úlcera de estómago, una colitis ulcerosa, un carcinoma de colon, etc. Todas son en realidad la misma enfermedad, solo cambia el grado de deformidad, y la zona. Quiero que el lector entienda que cuando digo que un carcinoma o una úlcera son lo mismo me refiero al mecanismo de descarga, al proceso por el cual se llega allí. La expresión de este proceso evidentemente es diferente.

Voy a usar una analogía: imagine que los FPI son fuerzas que se aplican a una vara de bambú. Los FPI irán ejerciendo una fuerza de presión y la vara de bambú irá torciéndose para conservar su forma. En esta analogía nos encontraríamos en un estadio energético, pues son FPI que ejercen una presión sobre el organismo, y el organismo se defiende generando mensajes del tipo «me doblo para no romperme». En el cuerpo humano se traducirían como dolor, fiebre, angustia etc. Si la presión continúa, la vara no podrá soportar la tensión y entonces se quebrará por el punto más débil. En ese momento la vara de bambú habrá perdido su forma inicial. En el caso del cuerpo humano, entramos de lleno en las enfermedades físicas como las que mencionaba anteriormente. La materia, en este caso vara de bambú, o en el caso del humano Riñón, habrá perdido su forma.

Estos tres puntos gozan de enfoques psicopatológicos muy importantes y precisos.

Respecto al punto A, los factores climáticos son fácilmente tratados mediante la acupuntura clásica. Estos factores normalmente no son muy agresivos y afectan a la superficie, (primera capa) creando los famosos síndromes Bi. Estos son bloqueos de energía en los meridianos más superficiales, los tendinomusculares. Cada síndrome Bi tiene una sintomatología y un tratamiento específico, pero su agresividad normalmente no llega a perturbar la forma del organismo. Me atrevería a decir que es el Calor-Fuego el factor climático más agresivo. Por ejemplo, el calor excesivo puede inflamar la piel, como veo muchas veces en verano a los turistas que visitan la costa del mediterráneo donde yo vivo, pero aun así no son muy agresivos a no ser que las quemaduras sean muy severas. Quiero comentar que los factores climáticos no los tenemos que confundir con los mismos fenómenos pero internos, por ejemplo, la humedad interna, el viento interno, etc. Estos responden a otros mecanismos fisiopatológicos más complejos.

Es el punto B) más complicado que el anterior, y muchas veces la acupuntura clásica no es el tratamiento adecuado o más indicado. Me explico: todo agente externo al organismo que lo agreda y pueda tener la fuerza de perturbar la forma de modo inmediato, es causa directa la mayoría de las veces de urgencia médica, pasando pues la acupuntura a segundo plano. Por ejemplo, un accidente de tráfico. Las fuerzas mecánicas superan con creces la resistencia de nuestra estructura y para absorber estas fuerzas el organismo pierde su forma, llegando a la lesión. Este ejemplo es muy esclarecedor. Sin embargo hay muchas fuerzas sutiles en el exterior que tienen el mismo poder perturbador: los RX, el tabaco, ciertas sustancias como determinados fármacos, y hasta me atrevería a decir, ciertas comidas. ¿Recuerdan lo que paso con la Talidomida? Este fármaco hizo que muchos bebes creciesen sin la forma correcta en los brazos.

El C) es el más estudiado por la PNA, de hecho tenemos varios modelos psicopatológicos que integramos en la visión del sufrimiento emocional. Los modelos que voy a presentar en el capítulo 6 son extraídos del libro Psicodiagnóstico en Psiconeuroacupuntura (J.P. Molto, 2012). No todos los modelos tienen el mismo poder perturbador sobre la forma. Entre estos modelos tenemos el modelo biológico, el psicodinámico, el humanista, el conductista, el cognitivo-conductual y por último y más importante para nuestra orientación, el energético, que realmente es un integrador de todos los modelos presentados.

CAPÍTULO 4: LAS CINCO CAPAS.

En Psiconeuroacupuntura hemos desarrollado una teoría que explica cómo el soma va perdiendo la forma paulatinamente, generalmente por la absorción de esa carga que no se descarga de forma sana, entendiendo la forma como el equilibrio del cuerpo. ¿Qué es la enfermedad física sino una pérdida de la forma?, y ¿qué son los meridianos sino campos que mantienen la materia Yin compactada generando las mil formas del I Ching? Los FPI agreden al soma a través de la carga de Qi tóxico, este se acumula en el cuerpo, por lo tanto el único mecanismo que le queda al organismo es modificar *la forma* para poder soportar la carga, afectando irremediablemente la forma.

Por lo tanto, el organismo se ordena en 5 capas. Esto es solo a modo de explicación, pues en realidad el organismo es un ente unido y no diferenciado que funciona en forma de red cibernética. Si el lector está interesado en la teoría de las capas le recomiendo el libro *Forma y Cáncer* (Editorial PNA) o el tomo I de *Medicina China Avanzada* (Editorial PNA). En estos trabajos explico la génesis de cada capa.

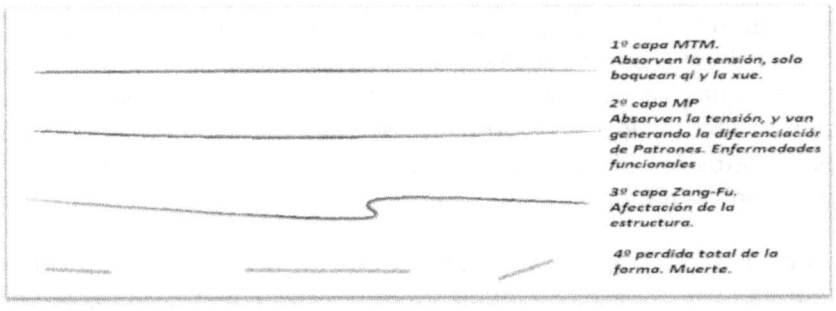

1º capa MTM.
Absorven la tensión, solo boquean qi y la xue.

2º capa MP
Absorven la tensión, y van generando la diferenciación de Patrones. Enfermedades funcionales

3º capa Zang-Fu.
Afectación de la estructura.

4º perdida total de la forma. Muerte.

Los diferentes modelos de psicopatología (capítulo siguiente) irán creando tensión en el soma. Esta tensión se irá depositando en las diferentes capas, y cada capa manifestará un trastorno, es decir, una forma de expresión corporal.

Entendemos en PNA que la enfermedad tal y como se concibe en occidente no existe, para nosotros el cuerpo, a través de los síntomas y posteriormente con los signos, nos comunica un desequilibrio. Esto es lo que entendemos como lenguaje corporal, el verdadero lenguaje corporal, que bien entendido nos abre las puertas a otra mirada de lo que es la medicina y la psicoterapia.

Los FPI y en concreto los pasionales, irán cargando al organismo. De hecho nuestra personalidad, nuestra forma de ser, hace que nuestro cuerpo tenga una determinada configuración. Podemos leer los trabajos de W. Reich *Estructura del carácter* o los de Alexander Lowen, *Lenguaje corporal*, para entender en profundidad a qué me estoy refiriendo. Según sostenemos, todos los conflictos pasionales, entendiendo estos como los motivados por los diferentes modelos que expondremos a continuación, irán generando una estructura corporal determinada por las tensiones de carga muscular. Esta carga normalmente se sitúa, o mejor dicho, se acumula, en la primera capa.

4.1 La primera capa:

La primera capa a la que agreden estos factores es a la conformada por los músculos y tendones, para la MTC los Meridianos Tendinomusculares y la piel. Los FPI pueden agredir al cuerpo, generando cargas de energía (Qi en la MTC) que no se descargan correctamente. Por ejemplo, un golpe puede ocasionar un bloqueo de la energía, y esta queda estancada. Cuando la energía no circula con normalidad dentro del cuerpo aparecen síntomas como el dolor. Otro ejemplo: los movimientos repetitivos que podemos encontrar en diferentes profesiones, hacen que los músculos acaben sufriendo la misma situación: peluqueros, taxistas, albañiles etc. La energía no circulará con fluidez y esto genera dolor por estasis de la misma.

Como todos hemos experimentado, las condiciones climáticas también son capaces de influir sobre nuestro cuerpo. Un exceso de frío contrae toda la musculatura creando tensiones. Las épocas de lluvia generan humedad en el ambiente, agravando los síntomas de las personas que sufren de reumatismo. De la misma manera, los trastornos emocionales van generando tensiones musculares, aunque estos son más sutiles y más parsimoniosos.

Ejemplo de alguno de los Meridianos Tendino-Musculares.

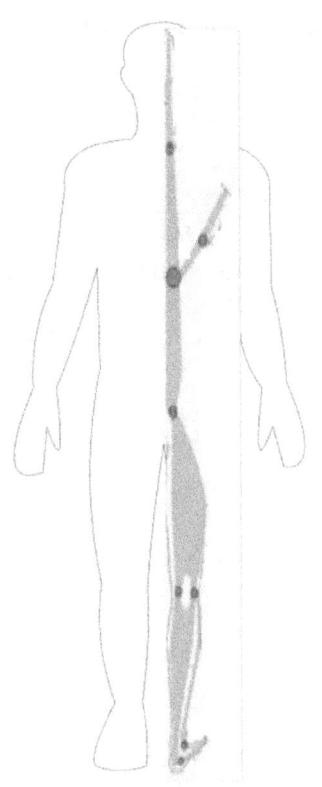

Pero, ¿qué son las tensiones musculares? Son el resultado del bloqueo o de la acumulación excesiva de energía. Nuestro cuerpo, deposita en él el exceso de energía mal gestionada. Si esta situación se mantiene en el tiempo, aparece el dolor, sirviendo así de mecanismo para tomar conciencia de que algo va mal, lo que llamo «expresión corporal». En este momento es cuando buscamos ayuda. Por desgracia, muchas veces esa ayuda es un analgésico, un miorelajante, un ansiolítico... en pocas palabras, lo que hacemos es silenciar al cuerpo para no notar el dolor. El problema es que se irá depositando más y más energía en los músculos y tendones, creando áreas de tensión (dolor). Esta tensión irá perjudicando el correcto fluir de la energía y esto generará contracturas de mayor gravedad, afectando seriamente a la materia. Con el tiempo afectará al movimiento, esto generará anquilosis de la estructura y finalmente la forma de la primera capa que se verá afectada. Solo tenemos que pasear un día de verano por una playa para observar cómo los cuerpos van perdiendo la forma a nivel de la primera capa. Hombros caídos, columnas dobladas, piernas torcidas, pechos hundidos, etc. Podemos observar la historia de tensión que ese sujeto sufre en silencio. Un cuerpo en armonía lo podemos observar en el recién nacido, un cuerpo con vida, que se adapta sin problemas a las demandas del entorno. Poco a poco, la edad, las experiencias irán modelando ese cuerpo, que un experto podrá leer, a través del estudio de la forma. Nosotros para ese fin estudiamos las rigideces de los anillos (W. Reich).

En Psiconeuroacupuntura poseemos varios sistemas de evaluación para saber cómo de cargado está el cuerpo, y dónde está más o menos cargado. Medición con el Ryodoraku de los siete anillos corporales,

(Evaluación en Psiconeuroacupuntura) o técnicas como el arco para medir los tres Jiaos. La toma del pulso y la observación de la lengua son diferentes sistemas que usamos los psicoacupuntores a la hora de valorar la situación de nuestro paciente.

4.2 La segunda capa

Pasemos ahora a la siguiente capa, la segunda capa. Cuando la tensión ya no se puede absorber o es demasiado fuerte para ser descargada solo en la capa primaria, se pasa a la segunda, (tengo que decir que esto muchas veces se debe a los fármacos supresores de síntomas). Esta segunda capa está configurada por los doce meridianos principales. A saber;

- Meridianos de Pulmón.
- Intestino grueso.
- Bazo.
- Estómago.
- Corazón.
- Maestro corazón.
- Intestino delgado.
- San Jiao.
- Hígado.
- Vesícula biliar.
- Riñón.
- Vejiga.

Esta carga de los meridianos se manifestará a través de los patrones (síndromes) que describiremos en el capítulo 6, pues son el lenguaje corporal mejor desarrollado que nos ha aportado la medicina china. Como podremos comprobar en el capítulo, los síntomas que se describen llevan al práctico en acupuntura al dominio de la medicina psicosomática por excelencia.

La Medicina Psicosomática es la ciencia occidental que nos enseña que la mente influye bidireccionalmente hacia el cuerpo. Sin embargo, es la medicina china quien ha desarrollado un lenguaje profundo de esa dinámica, a través de una teoría muy completa que nos sirve para evaluar la situación y deducir qué puntos de acupuntura usa para resolver la tensión a este nivel.

4.3 La tercera capa

La trama se complica, pues si bien en la anterior capa encontrábamos síntomas, es decir, manifestaciones subjetivas del paciente, ahora ya son lesiones orgánicas lo que apreciamos: signos. La tercera capa está constituida por los Zang, los Fu y los órganos curiosos. Cuando la tensión y la carga ya no se sostienen en las capas precedentes, tiene que liberarse a través de los órganos o similares, siendo la destrucción de ese órgano la forma de descarga. Ahora entendemos por qué el signo es objetivo, pues se puede observar y valorar. En la tercera capa entrarían todas las patologías orgánicas.

Aquí hallaremos el avance que han constituido en occidente las nuevas visiones que recoge la Psiconeuroinmunoendocrinología (PINE) y su visión de la enfermedad como un desequilibrio de estos sistemas de integración. La enfermedad orgánica la entendemos como una manifestación más profunda de desequilibrio energético por el cual el soma, cediendo su estructura, hace que la tensión se libere.

4.4 La cuarta capa

Esta capa es la más peligrosa, pues aquí lo que se ve comprometido en la descarga son los Meridianos Maravillosos. Estos son los encargados de mantener la forma del organismo en su totalidad. La pérdida de la forma de estos es un intento desesperado de nuestro soma por descargar la carga. La consecuencia será la perdida de la forma, siendo el cáncer entre otras manifestaciones, su mayor representante.

4.5 La quinta capa

Es la pérdida total de la forma. La muerte.

Una vez presentada esta introducción lo que vamos a desgranar ahora son los diferentes modelos que nos explicarán a fondo cómo los factores pasionales afectan al Shen.

CAPÍTULO 5. LOS MODELOS EXPLICATIVOS.

Durante mucho tiempo se han ido criticando las diversas psicoterapias por no abarcar todo el espectro de posibles causas etiológicas que puedan hacer enfermar al individuo. No voy aquí a exponer estas críticas, pues no es mi objetivo, solo decir que sabiendo esto, y siendo consciente de las debilidades de otros enfoques, en lo posible he intentado enmendar este error de fondo en la generación de las teorías de PNA.

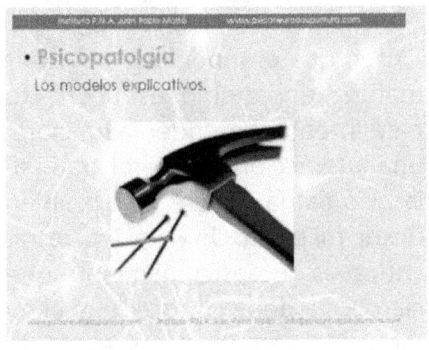

Si solo poseemos un enfoque sobre el mecanismo etiológico de la enfermedad, inevitablemente nuestro diagnóstico y nuestro tratamiento estará supeditado a él. Y esto nos hará cometer graves errores. En pocas palabras: *el que solo tiene un martillo solo ve clavos*. Es por ello, que en PNA acogemos de buen gusto todos los enfoques existentes adaptándolos a nuestro peculiar punto de vista, haciéndolos converger en el principal, a saber, el *energético*.

5.1 Modelo Biológico.

El modelo biológico es el modelo más clásico y mejor conocido por la cultura occidental. Este modelo intenta encontrar anormalidades biológicas de tipo genético, neurológico, químico, etc. Es el propio de la medicina alopática, psiquiatría, y de la psicología más ortodoxa (neuropsicología, psicología cognitiva, etc).

Podemos estar más o menos en desacuerdo con este modelo, pero es indiscutible su valor. Basta recordar el capítulo primero, cuando hablábamos del Shen y sus partes integrantes. Si una de estas partes integrantes se lesiona o nace mal formada, el Shen no se puede manifestar (por ejemplo, síndrome de Down). Sabemos que en estos casos la estructura corporal y cerebral tiene defectos en la forma, manifestando un Shen en desequilibrio. Ejemplos genéticos tenemos cientos, por ello el conocimiento de este modelo es importante, sobre todo en enfermedades en las que la carga genética se manifiesta más tardíamente, como sucede por ejemplo con la esquizofrenia.

A nivel general y sin concretar podemos entender que de este modelo nace la idea por la cual se supone que una alteración del cerebro en cuanto a su estructura o funcionamiento es la causa de la enfermedad. Se trata de un modelo causa-efecto basado en la teoría química de la enfermedad mental. Esta teoría puede ser muy puesta en duda, no obstante para ciertas patologías no la podemos negar.

Creo que el modelo biologista es correcto a la hora de estudiar la materia, en cambio, es incorrecto cuando se usa el mismo modelo para intentar entender la función. La mente (Shen) no es una cosa, es una interacción. El querer tratarla como una cosa está haciendo que la psiquiatría genere más problemas que beneficios a los pacientes, desde mi punto de vista. No obstante, repito y subrayo, esto no es una crítica, es un posicionamiento que el psiconeuroacuputor debe tener claro. Este debe conocer que el modelo biologista tiene su cabida en tanto y cuanto la «cosa», es decir, la materia, el órgano, este dañado. Si este órgano se daña, normalmente por factores mecánicos o por factores vinculados al Jing o TAN, hará que se exprese mal la interacción, es decir, la mente.

5.2 Modelo psicodinámico.

Ahora nos centramos en el modelo psicodinámico, que plantea una continuidad entre la normalidad *versus* anormalidad. Consideramos que hay unas fuerzas internas e inconscientes que determinan la conducta o que, por lo menos, la orientan más allá de nuestros deseos. Este modelo sitúa el foco de atención sobre el *ciclo vital*.

Muchas veces omitimos este enfoque en los protocolos de diagnóstico en MTC. Creo que es un error omitir el ciclo vital en nuestra forma de entender la etiología. Es importante investigar sobre el pasado del sujeto y cómo este pasado afecta al presente. Las experiencias del sujeto se registran en el Shen, en concreto en la fase Agua: los prejuicios, los miedos, las sombras, la omisión y la comisión, etc. Todas estas experiencias pasadas nos afectan en el aquí y el ahora. Lo que somos viene determinado en parte por lo que nos pasó.

En PNA tenemos un sistema para el estudio en profundidad de este fenómeno, utilizamos para ello la teoría budista de los Seis Reinos, para entender el sufrimiento humano. El destino es la suma de nuestros actos, que se reflejan en nuestras conductas, es por ello que comprender en qué reino vivimos nos ayudara a ser más conscientes de nuestro destino.

Podemos decir que los seis reinos configuran la psicopatología de la Psiconeuroacupuntura en cuanto al modelo psicodinámico se refieren. Es nuestra base explicativa y descriptiva de muchos de los sufrimientos humanos. Nosotros no tenemos una pretensión budista de escapar de la rueda de la vida, somos terapeutas y lo único que queremos es adaptarnos a ella, el que quiera ir más allá tendrá pues que dedicarse a la práctica de estas filosofías.

5.3 Modelo humanista.

Se supone que cada persona tiene un potencial innato, una tendencia hacia el crecimiento personal que constituye el motor de su Shen. Cuando estas capacidades se ven bloqueadas o mermadas es cuando se da o expresa la patología. El modelo humanista es un modelo muy centrado en el optimismo y en darle una oportunidad al potencial energético de la persona; se centra en los factores psicosociales.

Podemos decir que este modelo es el opuesto al biologista, sin embargo, gracias al modelo energético, podemos unirlos. Nuestro Shen está formado por unos rasgos: Madera, Fuego, etc. Si estos rasgos están compensados, el Shen se adaptará mejor al entorno.

Los psiconeuroacupuntores poseemos un Test llamado *Test Rasgal*, mediante el cual descubrimos las fases más débiles en el Shen de nuestro paciente, y mediante la terapia las podemos potenciar.

5.4 Modelo conductual

Considera que la conducta desequilibrada ha sido aprendida. Ciertos hábitos desadaptativos están condicionados a ciertos estímulos. Este modelo se centra en la conducta observable, que se pueda medir y cuantificar, excluyendo el proceso inconsciente (psicodinámico y humanista). Es un modelo que goza de mucha aceptación en el mundo académico y los modelos que han derivado de él, como el cognitivo conductual, son modelos que han desarrollado gran cantidad de técnicas terapéuticas.

Quizás el lector pueda preguntarse: ¿y cómo lo integra la PNA a su sistema? Es una pregunta que por lo general me hacen muchos alumnos que proceden del mundo de la psicología. Es verdad que a primera vista parece difícil de unir a al modelo general que nosotros proponemos, sin embargo, si lo estudiamos en profundidad resulta que es el más importante en determinados cuadros. ¿Qué hace un acupuntor cuando el paciente le dice que está bien, pero que cuando sale de su casa siente angustia, que tiene miedo a subir en ascensores, etc.? Esto solo lo podemos tratar bajo la teoría de carga y descarga y el condicionamiento no descargado en el cuerpo. De este modelo surge una de la técnica más importante en PNA: la terapia San Jiao.

5.5 Modelo Cognitivo

Considera que el comportamiento anormal o normal es mediado por los procesos cognitivos. La conducta desadaptada se puede entender desde la perspectiva de cómo pensamos y percibimos, manejando términos como proceso de información y estilos cognitivos. Cuando estas percepciones son incorrectas, probablemente el Shen estará desequilibrado.

Y aquí la PNA tiene toda una serie de teorías que se basan en este modelo, estudiando cogniciones como la atención, la memoria o la creatividad, que si bien sus postulados son los mismos que en la psicología, nosotros los integramos en la medicina china, como veremos en nuestro apartado dedicado a las neurociencias y PNA.

5.6 Modelo energético

Este modelo entiende que el Shen es la expresión suprema de la energía. Según el *Ling Shu* las pasiones alteran el movimiento del Qi y al alterarse este movimiento se pueden generar daños orgánicos. Más de tres mil años de desarrollo de la teoría china nos debe de haber enseñado mucho: debemos de entender en profundidad lo que este modelo trasmitido por la tradición nos quiere decir para apreciar los graves errores que están sucediendo en la actualidad con respecto a la enfermedad mental o emocional, o por lo menos en cuanto a la explicación de la misma.

Sin querer entrar en profundidad en disertaciones sobre el modelo de la medicina china a la que se acoge la PNA, diremos que **las pasiones son estados mentales vitales que todos nosotros soportamos.** Pongamos el ejemplo de un duelo. Este, mantenido durante mucho tiempo, se irá descargando a través de las emociones. Sin embargo, si estas pasiones se mantienen mucho tiempo generarán un estrés Yang que acabará afectando al Yin, órganos. El mecanismo es complicado de explicar aquí. Lo que quiero destacar es que la conexión del sufrimiento mental con respecto a la afectación orgánica es algo muy conocido en la tradición china, y para nada descubierto por las nuevas teorías occidentales, que cometen al respecto ciertos errores, como voy a subrayar ahora.

El problema es que para entender el funcionamiento del cómo estas pasiones afectan al Shen, es necesario entender los mecanismos cibernéticos propios de la medicina china; en pocas palabras, entender su funcionamiento. Cualquier acupuntor sabe que una pasión afectará o se expresará a través de una emoción y que esta generará un continuo desequilibrio en un Zang o en un Fu (órgano), que acabará dañándose. Para entender este mecanismo, los psiconeuroacupuntores tenemos la teoría de las cinco capas. Las capas no sirven para entender el proceso de la patología, sin embargo, no existe un manual descriptivo sobre la degeneración de los órganos o sobre esta relación, pues no funciona a la carta. Pongamos un ejemplo de lo que quiero decir:

La nueva medicina germánica del Dr Hamer nos habla de un descubrimiento llevado a cabo por el propio Hamer: nada más y nada menos que la conexión que hay entre la parte emocional, cerebral y la parte orgánica. «Gran descubrimiento», que cualquiera de primero de Medicina China conoce y que no es un descubrimiento, en todo caso un re-descubrimiento. Aunque el trabajo de Hammer es muy interesante, ciertas tendencias que han surgido a partir de él lo están desprestigiando, pues cometen un fatídico error al llevar su re-descubrimiento al pensamiento occidental, queriéndolo encasillar. Es curioso, pues ciertos seguidores de Hammer critican el modelo médico, y sin embargo hacen lo mismo, solo que a otro nivel. A todo desenlace biológico o Síndrome de Dirk Hammer, le asignan una etiqueta. Lean este párrafo de un libro que trata sobre la materia[8]:

«Hace años, quedé un día con una amiga que hacía mucho tiempo que no veía, decidimos ir a un balneario de aguas termales. Después de un tiempo de estar en ese agradable espacio, mientras estaba en el agua noté un picor intenso en el codo izquierdo. En ese mismo instante empecé a analizar el caso y se inició en mí un diálogo interno imparable:... codo izquierdo, picor, fase de solución, conflicto de separación, deriva del ectodermo, yo diestro, lateralidad cruzada, seguramente relacionado con la madre o hijo, ¿codo?, seguramente separación, hacer espacio, ¿qué he estado hablando con mi amiga?, quizá he hecho una solución espontánea al expresar y compartir algo... Mientras estaba en ese diálogo analítico, leo un cartel que siempre había estado delante de mí, que decía: "no mantenerse estático en los chorros de ozono". Una sonrisa se dibujó en mi rostro».

A mí no se me dibuja una sonrisa, sino un gesto de preocupación. Pregunto, ¿Qué hubiera pasado si no hubiera leído el cartel que estaba delante suyo? ¿Qué mecanismos relacionan el codo con el sentimiento subjetivo de separación o necesidad de espacio? ¿Por qué se etiquetan trozos de cuerpo humano con necesidades pasionales o emocionales? He aquí el punto errado de estas nuevas terapias occidentales, que quieren hacer con las emociones y el cuerpo lo que hace el occidentalismo, etiquetarlo todo. Un trozo de carne relacionado con un conflicto... creo que esto es más complicado, por desgracia.

La Medicina Tradicional China lleva miles de años haciendo lo contrario. Entendemos que el cuerpo y la mente son uno, no son dos cosas. Que las emociones, o mejor dicho, las pasiones, afectan al organismo siguiendo unas leyes cibernéticas que hay que entender para darse cuenta que el cuerpo nos habla, y no al revés. No le digamos nosotros al cuerpo qué le sucede. Si sabemos leerlo, él nos lo dirá a nosotros. Lo que pasa es que para saber esto hay que formarse muy a fondo, pues es un mecanismo complicado, y no se puede estudiar en un fin de semana… no funciona «a la carta».

El síndrome de Dirk Hammer del que hablábamos arriba, no es más que un bloqueo de Qi de Hígado por la pasión de la frustración/injusticia, que genera un Shi de Yang de hígado, que mantenido durante mucho tiempo debilita el Yin (sistema inmune adquirido) facilitando el estancamiento de Qi-Xue-Tan (Moltó, 2005). Es decir, un posible tumor si lo queremos traducir al occidental. Sin embargo, el lugar no tiene por qué ser una zona determinada, puede ser cualquier zona que en ese momento esté activa. (Esto se entenderá mejor más adelante en este mismo libro, al estudiar la Terapia Madera).

Sabemos que los procesos etiológicos son muy complejos, son muchos los factores que intervienen, siendo el principal el resultado del desequilibrio del balance energético entre el Yin y Yang y las cinco fases.

La Medicina China, dentro del estudio de la Etiología, le otorga al sufrimiento emocional (las Siete Pasiones) una gran importancia a la hora de generar desarmonías en las cinco fases. Las emociones son por lo tanto factores internos. Es difícil de entender si no tenemos antes claro qué se entiende por emoción desde la perspectiva oriental y occidental. Es evidente que aquí, en este punto, se puede crear una confusión. No es lo mismo, o no se tienen en cuenta las mismas teorías desde la medicina china que desde la psicología occidental, creo que será muy necesario pues aclarar estos puntos, siendo este uno del los objetivos de la parte teórica de los manuales de *Fundamentos de la PNA*.

Cuando hablamos de emociones tenemos que saber a qué nos estamos refiriendo. Con el término emoción he notado algunas ligeras diferencias respecto a la concepción del término entre la perspectiva oriental y occidental. Podemos decir que **las emociones son los mecanismos de descarga de nuestro organismo. En sí mismas no**

nos hacen enfermar, lo que nos hace enfermar es su presencia crónica sostenida por las pasiones.

El problema es que no se nos explica muy bien en general cómo una emoción o un suceso psicológico acaba bloqueando el Qi, y cómo este al cabo de un tiempo afecta a la Xue, y así hasta crear la Triada Qi-Xue-TAN, siendo esto la causa de las enfermedades catalogadas como psicosomáticas. Para entender el proceso de cómo la emoción afecta al cuerpo, necesitamos entender la teoría de carga y descarga, que explicamos anteriormente. Ahora vamos a pasar al capítulo siguiente donde desarrollaremos en profundidad la teoría de los patrones.

CAPÍTULO 6: DIFERENCIACIÓN DE PATRONES Y SU VINCULACIÓN CON EL SHEN.

En este capítulo vamos a desarrollar una **diferenciación de patrones a tres niveles: A nivel neurocientífico, a nivel de los síndromes típicos pero centrados en el Shen, y a nivel de los síntomas y de forma esquemática.**

La diferenciación de patrones es una de las herramientas más importantes para la práctica tanto de la correcta medicina china como de la PNA, pues de hecho la formulación secundaria depende enteramente de ella. Este es el motivo por el cual en este libro básico de PNA la hemos desarrollado desde varias perspectivas, para conseguir un profundo entendimiento. Soy consciente por la experiencia con mis alumnos de que esta materia al principio cuesta de aprender, pues hay muchos síntomas que se repiten una y otra vez. Por ello, para el dominio de la misma lo que hay que conseguir es ver el conjunto del patrón, no centrarse en los síntomas. Yo soy de los que piensan que los patrones no se estudian, se descubren. Lo lógico para el principiante es, primero, hacer un buen *interrogatorio*, y obtener del paciente información sobre todos los síntomas posibles. Usando un buen interrogatorio y una buena observación tendremos los suficientes datos para entonces releer todos los patrones y encontrar los más característicos del sujeto que tenemos delante. Al principio es un esfuerzo de leída y releída, pero al final, sin darnos cuenta, lo habremos aprendido.

Por este motivo es tan importante lo que a continuación vamos a desarrollar.

6.1 Nivel Neurocientífico:

Vamos a desarrollar ahora el estudio de las estructuras cognitivas que están participando en cada fase. Gracias a este enfoque podemos entender el modelo cognitivo (5.5). Es posible que al lector le surjan algunas dudas con respecto al porqué de esta construcción teórica. para contestar a estas dudas le recomiendo la lectura del libro[9] *Neurociencias y Psiconeuroacupuntura*; en él se profundiza en los mecanismos que nos llevan a este desarrollo. Aquí solo los expongo, aun así creo que es suficiente para tener una idea general de esta forma de ver lo neurocientífico con lo bioenergético. Es simplemente una presentación, pues como el lector habrá visto, la PNA está compuesta de tres palabras: P de psicoterapias, N de neurociencias y A de acupuntura, haciendo referencia a la medicina china, pues la N se basa en este tipo de teorías, una simbiosis entre la máquina y la bioenergía.

6.1.1 La fase Agua.

La fase Agua comprende **la memoria** en general, todos los tipos de memoria que la neurociencia nos presenta, exceptuando la corporal —procedimental— que está en la Madera. En algunos manuales de medicina china a la memoria la sitúan en otras fases. En realidad la memoria es algo muy complejo, y por supuesto intervienen otras fases en su función, pero es el Agua la fase encomendada a ella. Los riñones influyen en nuestra capacidad para memorizar y almacenar datos (Maciocia, 2011). Sabemos que la fase Agua está compuesta por el Riñón Yin y el Riñón Yang: la parte Yin actúa como base, como si de un disco duro se tratase, mientras que la parte Yang actúa como procesador, asistido por la fase Fuego de Corazón.

- Yin de Riñón: Es la masa que da consistencia a la memoria, la famosa tabla rasa, en el caso del dibujo sería la pizarra. Por otra parte tenemos que decir que nunca ha estado rasa, pues todos nacemos con instintos, etc. Sabemos que la memoria como tal se manifiesta a través de cambios en la estructura de la parénquima cerebral.

- Yang de Riñón: Es el mecanismo de escritura, propio del Riñón, en el dibujo sería la tiza. Sin esa función no se podría escribir. Es importante saber que es el Fuego quien lleva la información al Agua. Gracias al Yang de Riñón (tiza) la integra y la acomoda (postulado de Hebb[10]). El procesador de la información no está en el Agua. El Agua, pues, está dividida en dos:

a) La pizarra. La parénquima cerebro-corporal.

b) La tiza. La neurogénesis de la memoria, postulado de Hebb.

Otra característica es que el procesamiento del Agua es inconsciente, la escritura del Yang de Riñón como el almacenamiento es inconsciente.

6.1.1.1 Fisiopatología:

Xu Yin Riñón: la falta de Yin de Riñón nos causará problemas en la memoria, en cuanto el mecanismo o el soporte de almacenaje está en deficiencia. Típico cuadro que podemos observar en las personas ancianas, donde la nueva memorización de datos se ve mermada por esta deficiencia de la edad, pues la pizarra pierde la capacidad de sostener lo escrito. Esto suele suceder en la demencia senil por falta de aporte sanguíneo, que no es lo mismo que en la demencia por Alzheimer donde la fisiopatología es bien distinta, pues existe *Tan* que enturbia la pizarra. Las deficiencias de Yin a este nivel son más irreversibles que las deficiencias de Yang de Riñón, estas últimas se pueden recuperar mejor.

Xu Yang de Riñón: normalmente va seguido del anterior o precedido de él. La memoria también se ve dañada, sin embargo, en este caso es por los procesos de escritura. La tiza se está terminando, no obstante, es más reversible que la vista anteriormente, pues al ser una función se puede mejorar más rápidamente.

6.1.2 Fase Madera:

Como procesos cognitivos tenemos tres: **la intuición, la percepción y la memoria corporal-procedimental.** Esta es la fase que dirige el Qi hacia el exterior y nos contacta con él, todo lo contrario de la

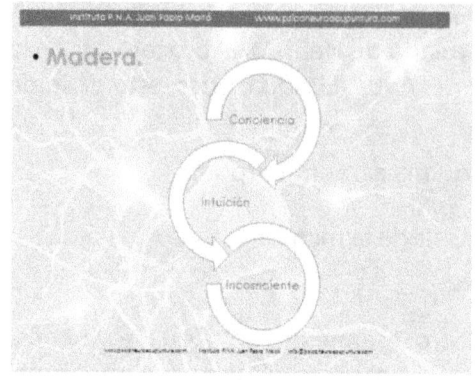

Madera. De hecho, junto con el Fuego configuran las fases de naturaleza Yang. La extroversión será, pues, un atributo de ellas dos, mientras que la introversión será una característica del Agua y Metal.

El proceso cognitivo relacionado con la Madera es la intuición, esta se debe a su situación dentro de los cinco elementos, al ser el Zang posterior al Agua. El Agua posee toda nuestra información o memoria, pero está fuera del plano de la consciencia, es la parte más inconsciente de nuestro Shen. La Madera, por estar conectada directamente con el Agua, recibe las nociones y sensaciones, antes que estas lleguen al Fuego. Incluso sin que lleguen y se tome conciencia de ellos, la Madera los ha intuido o sentido, siendo el sitio donde se da la subsconsciencia, ese estado que identificamos muchas veces como **intuición**.

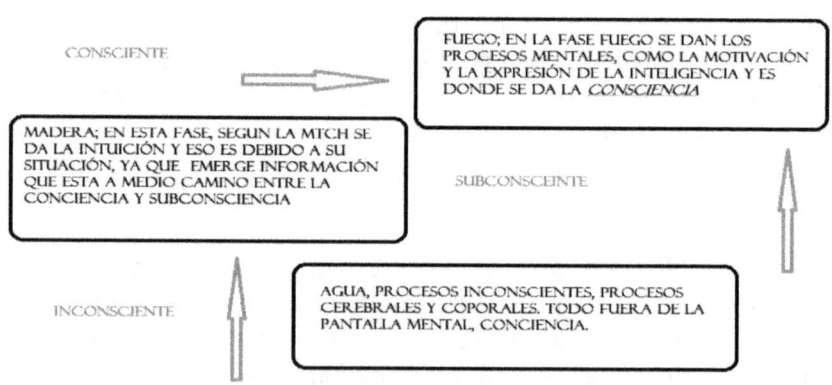

Añadir que, aunque esto sea hasta cierto punto *metafísica,* es la fase donde el Hun contacta con nuestro Shen, o mejor dicho, se une a él. Este capítulo se encuentra entre los más debatidos de nuestro pensamiento, pues sitúa la PNA y MTC en una terapia transpersonal, o por lo menos reconocemos lo transpersonal en el fenómeno del Shen. La percepción es otra función cognitiva atribuida a la Madera, pues es la que percibe, sin embargo no confundir con la atención, que es propia del Fuego.

En la fase Madera se genera también el aprendizaje por ensayo y error y el aprendizaje procedimental. Sabemos que en estos dos tipos de aprendizaje el cuerpo está muy presente.

6.1.3 Fase Fuego:

Su proceso cognitivo es **la motivación, la atención, la expresión verbal, las respuestas filiativas y por último y muy importante** *la expresión de la inteligencia.* Es decir, es el procesador de la información, el que escribe y el que lee lo escrito, el Riñón en esto es pasivo. Vayamos por partes.

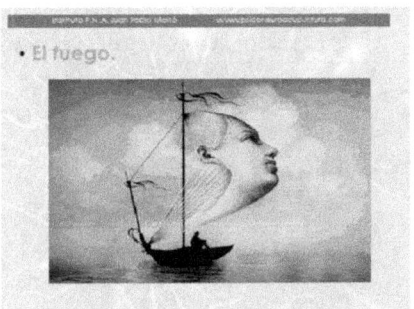

• El fuego.

Como dice mi colega Lucas Raspall[11], es donde se da la pantalla mental. Esto es importante: los procesos del Shen son en su mayoría inconscientes, pues no podemos tomar conciencia de todo lo que acontece en nuestro interior, solo de una pequeña parte, **esa parte es lo que llamamos** *pantalla mental*. Los chinos lo denominan *expresión de la inteligencia*, eso es así porque es donde lo expresamos.

Por otro lado, la motivación es importantísima para activar todo el Shen y hacer que este se oriente hacia un fin, busque recompensas hedónicas más allá del aquí y el ahora. Este proceso cognitivo motivacional es en realidad el alma que lo todo lo mueve. Como digo a mis alumnos: «E*l Shen es un barco y la motivación es el viento que lo impulsa. Si no hay motivación, el Shen no avanza y la depresión es inevitable*». Si no hay motivación el Shen no se dirige hacia ningún estímulo que implique un esfuerzo, por ello, no se activa el resto.

Por otro lado, tenemos que saber que el Shen Fuego es el que escribe y el que lee la información que hay dentro del Agua, aunque también participa en esto la Tierra como ahora veremos.

6.1.4 Fase Tierra:

Como proceso cognitivo tenemos **la *creatividad***. Si recordamos la fisiología del Bazo-Estómago, una de sus funciones era el transporte y trasformación, es decir, aquello que llegaba en forma de alimentos, el bazo junto con el estómago lo trasformaba en Gu Qi, y esto se trasladaba a la zona del pulmón para formar el Zhon Qi, etc. En pocas palabras, digería y trasformaba. Esto es justo lo que hace a nivel de las ideas y pensamientos en dos ciclos.

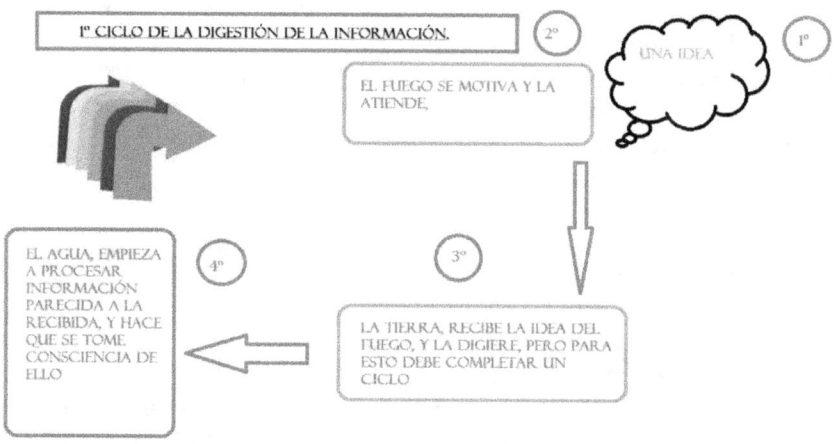

Como vemos, una idea, una información es atendida por el Shen de Corazón, gracias a su poder de motivación. Tomamos consciencia y pasa a nuestra pantalla. Veamos un ejemplo. Ahora usted está leyendo esto. Punto 1º: Gracias al Shen de Corazón está prestando atención. Punto 2º: Estos estímulos los pasa a la Tierra, donde se procesa, pero antes de procesarlo (Punto 3º) lo tiene que mezclar con jugos gástricos, en este caso con ideas que ya tenemos en nuestro Shen. Punto 4º: Con esto ya hemos pasado el primer ciclo. Ahora pasamos al segundo ciclo del proceso de la información.

Toda esta amalgama de ideas ascienden al Fuego. Ahora, usted que está leyendo esto, la información que yo le estoy suministrando le está recordando otras cosas que usted sabe. Ahora bien, para que estos conocimientos que yo le estoy trasmitiendo se introduzcan en el Agua, vuelca toda esta información otra vez a la Tierra, y esta ahora sí que la digiere, y deposita en el Agua. No podemos digerir (memorizar) cosas o datos si no tenemos bases, ideas o teorías relacionadas con ello en el Agua.

Si yo ahora a usted le explico una fórmula matemática avanzada, seguramente no la entenderá, y esto es porque usted y yo no sabemos mucho de matemáticas; a lo sumo entenderemos el concepto o la idea general, pero en cambio un matemático seguro que memorizará y hará suya esa idea. No niego que usted no pueda aprender una fórmula sin más aunque no la entienda, pero pronto la olvidará, pues no se habrá escrito con un trazo profundo y distintivo, virtudes estas de la memoria a largo plazo.

6.1.5 Fase Metal:

El proceso cognitivo será la **empatía.** Es la capacidad que tiene el ser humano para conectarse a otra persona y responder adecuadamente a las necesidades del otro, compartir sus sentimientos, e ideas de tal manera que logra que nuestro Shen se conecte al suyo. Permite al ser humano experimentar la realidad subjetiva de otro individuo sin perder la perspectiva de nuestro propio marco de la realidad, con la finalidad de guiar al otro a que pueda experimentar sus sentimientos de una forma completa e inmediata. Aquí intervienen las neuronas espejo, pero como dijimos, en este capítulo mi interés es solo que usted conozca por encima las cogniciones más relevantes de cada fase. Su estudio en profundidad lo abordamos en otros trabajos.

6.2 Nivel del patrón enfocado al Shen:

Es costumbre en MTC usar las iniciales de los órganos a los que nos referimos, siendo; **C= Corazón, B= Bazo, P= Pulmón, R= Riñón, H= Hígado, MC= Maestro Corazón, SJ= San Jiao, ID= Intestino Delgado, IG= Intestino Grueso, E= Estómago, V= Vejiga, VB= Vesícula Biliar. Luego usamos HD para definir Humedad. Xu es insuficiencia y Shi exceso.**

6.2.1 Fuego:

El Corazón es el órgano considerado como el soberano que rige el verbo, la expresión y la forma, es decir, las actividades mentales. Esto significa que **en él se comprenden las reacciones psíquicas del individuo desde el punto de vista energético.** Por consiguiente, es en la fase Fuego donde principalmente se desarrollan los desórdenes de la personalidad ya que el Corazón rige la mente, el espíritu y la libido.

La función más importante del Corazón es gobernar la Xue (Sangre) y albergar el Shen (Mente). El Shen reside en la Xue y el Yin del Corazón, por lo tanto las alteraciones en la Xue y el Yin afectarán directamente al Shen. Es decir, si Xue y Yin son insuficientes no podrán «alimentar» ni sostener al Shen. Por otro lado, el Qi y el Yang de Corazón mantienen y permiten que se realicen correctamente sus funciones; la Xu (Insuficiencia) de Qi y Yang de Corazón también afectan directamente al Shen además del resto de estructuras orgánicas.

La energía climática del Corazón es el Calor. Un exceso de Calor provoca el descontrol del Qi y su dispersión. Se considera este un síndrome emocional que altera el Shen. Las causas de los desequilibrios en Corazón son principalmente internas: enfermedades crónicas, agotamiento físico o psíquico excesivo, mala alimentación o lesiones de los Factores Emocionales. Las enfermedades de origen congénito o la pérdida excesiva de sangre a causa de heridas o hemorragias también causarán desequilibrios en la fase Fuego.

El Intestino Delgado es el «Ministro de la Información» y es el encargado de separar, absorber y transformar las ideas; ayuda a separar lo bueno de lo malo, lo constructivo de lo destructivo. Además auxilia al Corazón a eliminar el Calor patógeno.

El Maestro Corazón es el órgano encargado de proteger y sustentar al Corazón, y por lo tanto al Shen, del ataque de los Factores Emocionales y Climáticos para que no le afecten directamente. En el aspecto emocional, cualquier órgano afectado acabará por transmitir el ataque al Corazón (ya que este es el encargado de regir todas las emociones), pero para que esto no le afecte directamente, existe el mecanismo de defensa del Maestro Corazón que funciona como la muralla defensiva de una fortaleza. Estas emociones se «enfrentarán» primero con el Maestro Corazón. Si este es lo bastante fuerte podrá repeler el ataque, gestionando correctamente la emoción; pero si esta es muy intensa o se perpetúa en el tiempo como en un asedio, empezará a agotarse la energía defensiva en primer lugar y las funciones defensivas de la muralla mermarán (Xu Yang Maestro Corazón). Un ataque muy poderoso o continuo a esta defensa afectará directamente a la estructura de la muralla (Xu Yin Maestro Corazón) dando lugar a los síntomas propios; más tarde caerá la muralla y el Corazón será invadido por la emoción y se harán presentes, además, los síntomas del órgano que se vio afectado en su origen.

Ahora vamos a empezar con el Corazón.

6.2.1.1 Xu Qi corazón:

La insuficiencia de Qi provoca falta de Alegría, que no significa tristeza,sino más bien falta de motivación, falta de autorrealización (J.P.Moltó). Esta motivación la debemos buscar en el interior. Si por el contrario la buscamos en el exterior estaremos sujetos a los cambios externos y esto nos hará ser esclavos del entorno, eso nos impide que la energía del Fuego (Alegría) esté en su plenitud.

El corazón es el órgano que nos ayuda a la autorrealización y motivación, sin embargo como hemos dicho antes, tenemos que **buscar esa motivación en factores *internos* no *externos*.** En occidente nos han hecho creer que seremos más felices si obtenemos recompensas externas: un coche bonito, una gran casa… esto es un error de fondo, más bien tenemos que buscar las recompensas internas, una motivación interna sería el amor a la música, a la pintura, al montañismo, etc. Estas motivaciones internas no están expuesta al entorno. La energía expuesta en conseguir una casa puede irse de un día para otro por la pérdida del empleo, por ejemplo. Esta tensión puesta en el exterior hace que nuestro Corazón sufra, ya que subconscientemente se intuye la posibilidad de la pérdida, y esto agota el Qi. Por lo tanto, solo si cultivamos las motivaciones internas siendo las externas un reflejo de ellas el individuo conseguirá un Qi de Corazón pleno.

Su etiología se suele relacionar con enfermedades **crónicas**. Según los autores consultados, todos hablan de una sintomatología común: **palpitaciones, disnea al esfuerzo, sudación espontánea, etc.** y su etiología es común para todos: **enfermedad crónica que debilita la constitución del individuo, enfermedad aguda que agota el Qi, debilidad congénita o vejez.** También es cierto que todas hablan de que las 7 pasiones pueden afectar al Corazón, pero Maciocia y yo vamos un poco más allá, definiendo que una de las pasiones que rige el Corazón es la tristeza, pero también la motivación. Por eso hace especial hincapié en que para diferenciar si la tristeza es de Pulmón o de Corazón debemos ver en el individuo su motivación. Si hay motivación, la tristeza es de Pulmón. En cambio, si la tristeza va acompañada de falta de motivación, entonces estará claro que esta emoción está debilitando el Qi de Corazón. También hace referencia a las palpitaciones. Maciocia dice que para que las palpitaciones las relacionemos con Xu Qi C deben de ser leves y ocasionales, sobre todo por el día y con el esfuerzo, a diferencia de otras como las de Xu Xue C, que son más por la noche e incluso en reposo.

6.2.1.2 Xu Yang de Corazón:

Es la agravación del síndrome de Xu Qi Corazón y con la añadidura del Frío; sensación de frío sobre todo en los miembros, concretamente más en las manos, así como un rostro pálido y brillante. Li Ping recomienda para estos dos síndromes (Xu Qi-Xu Yang C) el tratamiento con moxibustión.

En el paciente aparece **miedo escénico, tiene ideas pero no puede hacerlas realidad** por falta de actividad ya que el Yang de Corazón permite extraer los recursos necesarios para llevar a cabo los proyectos que se plantea. Por otro lado, la Xu Yang de C puede llevar al individuo a la **confusión y despersonificación o disociación**. Esto hace que el sujeto se sienta extraño. Por otro lado, suelen tener muchas ideas que nunca se atreverán a poner en práctica. En cambio, un buen Yang de C le permite ir a sus recursos y ponerlos en práctica. También Maciocia nos da unas indicaciones extra para diferenciar este síndrome de otro: él hace referencia a la **cara brillante y pálida** como uno de los síntomas más importantes junto al Frío para etiquetar este síndrome, ya que en la Xu Xue C también hay cara pálida pero sin brillo. En la etiología todos los autores la marcan como la misma que la Xu Qi C, pero Maciocia hace referencia a algo que los otros autores no comentan. Y es que la Xu Yang de C también puede venir de una Xu Yang R, que es la madre de todos los Yang del cuerpo y esta acabaría afectando al Corazón.

En el ámbito de la sexualidad, expresa mucho su necesidad sexual pero a la hora de la relación tiene problemas como la falta de erección, eyaculación precoz o incluso anorgasmia. Debido a esta frustración, el paciente puede experimentar necesidad de mantener relaciones malsanas o extrañas, como sadomasoquismo, prostitución o pederastia para liberar este impulso.

6.2.1.3 Xu Xue de Corazón:

La etiología para este síndrome es común para todos los autores, a saber: **una mala dieta o alimentación que lleva a una Xu Qi B, Xu Xue H, hemorragia grave o la lesión de las 7 pasiones haciendo hincapié en la ansiedad y la obsesión que dañará al Corazón y al Bazo.** Normalmente, los cuadros más importantes o los que más veces generan una Xu Xue C son la Xu Qi B y la Xu Xue H. Referente a los síntomas más comunes a este síndrome encontramos los **vértigos, insomnio, rostro pálido sin brillo y sobre todo trastornos psíquicos o trastornos del Shen.** Como ya hemos comentado antes, Maciocia hace una especial referencia a las palpitaciones de Xu Xue C, con las características siguientes: se producen más de noche e incluso en reposo y van acompañadas de una ligera sensación de molestia en el pecho y ansiedad, y no como las palpitaciones de Xu Qi C que son más por el día y al esfuerzo, siendo estas leves y ocasionales. Otro dato importante que nos aporta Maciocia es sobre la lengua. Esta estará seca y delgada en la Xu Xue C por la falta de sangre y no húmeda e hinchada como en la Xu Yang C. Por otra parte, nos indica que este tipo de individuo tendrá ansiedad e inseguridad sin saber por qué, se siente vacío y con falta de motivación y esto es por falta de Sangre.

Tenemos que saber que este cuadro y el siguiente Xu Yin de C, hacen que cualquier psicoterapia no sea efectiva hasta que no se nutra el corazón, pues es muy difícil restaurar el equilibrio sin una buena terapia interna (fitoterapia) y externa (acupuntura).

6.2.1.4 Xu Yin de Corazón:

Es la agravación de Xu Xue Corazón. Los pacientes se vuelven monótonos y aburridos.

Puede que la relación entre Yin y Yang se descompense tanto que aparezcan síntomas de falso Yang, y en este caso en particular pueden manifestarse falsas personalidades (procesos de personalidad múltiple) en el momento en que el falso Yang se exprese. Si el falso Yang aparece de manera no exagerada, pueden presentarse estados antagónicos de personalidad (euforias/depresiones) sin llegar a la personalidad bipolar.

Tanto Li Ping como yo coincidimos plenamente en los síntomas mientras que después del estudio de otros autores hay ciertas discrepancia que ahora comentaremos.

Como síntomas claves encontramos **la lengua roja y pelada con fisura central, sensación de calor en pómulos, palmas de las manos y plantas de los pies así como agitación mental.** Es en este punto en donde encontramos las diferencias, porque solo dos autores, Maciocia y Nogueira, dicen que la traducción correcta de los antiguos escritos sería «irritabilidad» y no «agitación mental», que es un término muy ambiguo. El resto de autores no hacen más referencia que a la ansiedad y el insomnio. Referente al insomnio, Maciocia lo diferencia muy bien del insomnio de Xu Xue C, ya que en este al individuo le cuesta dormirse pero además se despertará varias veces durante la noche por la falta de Sangre que recoja al Shen, en cambio en la Xu Yin C el insomnio del que hablamos es un insomnio en el que al individuo le cuesta dormirse, pero una vez que se duerma descansará placenteramente toda la noche. Nogueira habla de trastornos psíquicos y comenta que el individuo presentará una personalidad asustadiza y fácil al sobresalto. Desde el punto de vista de la PNA, este tipo de individuo suele ser una persona aburrida y poco interesante; precisamente por esa Xu Yin en este elemento no tendrá lo que vulgarmente se llama «sangre en las venas» , pero lo más importante es la posible disociación de la personalidad por culpa de esta Xu Yin C.

El fenómeno de la personalidad múltiple en caso de una Xu Yin C se puede crear un falso Yang que necesitará salir, dándonos síntomas de Falso Yang. Este falso Yang puede alterar de tal forma el Shen que este puede disociarse, llegando en algunos casos a generar la llamada personalidad múltiple.

Y por otro lado, también nos da explicación a la personalidad «histérica», precisamente por esa inestabilidad crónica.

También es posible en este caso la depresión, problemas de concentración, aislamiento social, sentimiento de incompetencia, etc. En cuanto a la etiología, todos hablan de **lesión en las 7 pasiones o enfermedad febril crónica que daña los Jin Ye y medicamentos que calientan o desecan (antibióticos).** Pero nuevamente Maciocia nos define mejor estas 7 pasiones, indicándonos que son la **ansiedad, la preocupación y el estrés unido al componente emocional** lo que lesiona el Yin Qi. También nos comenta que una Xu Yin C suele ir acompañada o es causada por una Xu Yin R, madre de todos los Yin.

6.2.1.5 Síndrome Bi de C:

Es un síndrome doloroso que generalmente aparece bajo el amparo de otros síndromes como Xu Qi y Xu Yang Corazón a los que se les suma un ataque oportunista de Frío, de *Tan* (Humedad), sobrefatiga o la lesión de algún factor emocional. Es lo que en occidente se llama **infarto de miocardio**, o en casos menos graves, **angina de pecho**.

6.2.1.6 Fuego de C:

Los diferentes autores coinciden en su etiología como: **Fuego que ataca a las 7 pasiones, calor perverso externo que penetra en MC o un consumo excesivo de alimentos picantes.** Por otro lado el **alcohol o ciertos medicamentos** de naturaleza caliente pueden producir estos cuadros de forma aguda, y aunque todos coinciden que este tipo de síndromes es más por lesión de las 7 pasiones que por cualquier otra etiología, solo Maciocia y yo definimos mejor esto, indicando claramente que el receptor emocional por excelencia del cuerpo es el Hígado y que este síndrome suele venir del siguiente cuadro:

Blq Qi H → genera Fuego de H → afecta al C creando el Fuego de C → y este acaba afectando el Yin de R que es la base, todo esto generado por emociones relacionadas con la ira, frustración y resentimiento.

Maciocia también hace referencia a la **ansiedad crónica, la preocupación permanente y la depresión** como desencadenante para el Fuego C. Referente a la sintomatología, los síntomas más importantes son las **palpitaciones constantes, aftas bucales, sed, cara roja y lengua muy roja.** Referente a las aftas bucales Maciocia nuevamente nos da unos indicativos importantes para que la diferenciación del síndrome sea correcta, y es que las úlceras bucales rojas y con un borde en relieve rojo son por Fuego C, pero si estas úlceras son rojas con el borde blanco son de Calor por Xu Yin C. Es un dato importante que nos podría llevar a errar el diagnostico.

También hacemos referencias, tanto Maciocia como yo, al **sabor de boca.** El sabor amargo no continuo es un indicativo de Fuego de C y no de Fuego de H y si el sabor amargo es constante, es de hígado. Maciocia va más allá indicando que para el Fuego de C el sabor amargo de la boca dependerá del sueño que haya tenido el individuo: si el sueño ha sido bueno y reconstituyente no habrá sabor amargo de boca, en cambio, si el sueño ha sido malo sí que aparece el sabor amargo al levantarnos.

Desde el punto de vista de la PNA nos indica que el tipo de persona con este síndrome es muy peligrosa, porque son personas que hacen castillos en el aire y nos seducen fácilmente, son personas muy habladoras y si no las conocemos en profundidad lo que dicen parece muy real, y hasta cierto punto muy sugerente, pero al poco de conocerlas nos damos cuenta de sus inconsistencias. Yo en clase siempre digo que en este tipo de personas la forma más objetiva de ver si sufren de Fuego de Corazón es observar su pasado. Normalmente está lleno de fracasos sociales, laborables e personales, eso nos indica su inestabilidad. Lo que pasa es que en el aquí y ahora parecen despiertos, y todo les pasa por la mala fe de los otros.

A nivel del habla tienen una verborrea muy fácil, en casos graves hablan muy rápido, cambiando de tema sin lógica alguna.

En resumen, se expresa con mucha energía pero el contenido es hueco. Su discurso es seductor pero carece de consistencia y es muy común que el contenido haya sido adaptado a su personal realidad; para averiguarlo solamente es necesario indagar un poco en su pasado.

Sus ideas no se sostienen bajo ningún argumento y además no las realizan nunca por completo. Tienen mucha fuerza para comenzar actividades pero no las terminan, su energía se disuelve pronto.

Este síndrome puede aparecer con relativa frecuencia en la adolescencia. Los adolescentes no tienen una inervación completa del lóbulo frontal, con lo cual no tienen un criterio coherente con la realidad que les rodea.

6.2.1.7 *Tan*/Hd en Corazón:

Todos los autores coinciden en que el factor emocional es el detonante de este síndrome. Solo Maciocia lo diferencia en dos grupos: uno en los niños, donde este síndrome se desarrollaría por genética o constitución provocando retraso intelectual y dificultad en el habla; el otro en adultos, en donde se debería a la unión de una mala alimentación con un gran desorden emocional. En general, el resto de autores dan como etiología de este síndrome un **desorden emocional intenso**, (Blq Qi H que provoca *Tan*), un **desorden alimenticio grave** que provoca una mala función de transporte y transformación del BP que genera Hd o un ataque de Hd patógeno que Blq Qi y lo transforma en *Tan*.

Como síntomas tendremos: **carraspeo o ruido de flema en garganta, lengua roja con saburra blanca y pegajosa, tez apagada, habla solo, conciencia turbada con alteración de comportamiento y apatía.** Desde la PNA nos indica que estos síndromes son a menudo los causantes de estados psicóticos y paranoicos, llegando a tener síntomas como epilepsia, esquizofrenia, apoplejía cerebral y coma.

A nivel sexual también se podría traducir en un exceso de masturbación.

Podemos decir que la diferencia entre la psicosis y la neurosis se encuentra en la existencia de TAN o no. Si existe *Tan*, el Shen estará afectado de tal forma que llegará a perturbar su principio de realidad, siendo muy dificultosa su correcta recuperación, mientras que los estados neuróticos son mucho más comunes y de tratamiento más fácil.

6.2.1.8 Tan/Fuego de Corazón;

La etiología de este síndrome es unánime en todos los autores: Blq Qi H durante mucho tiempo, creando Fuego que consume los líquidos y dando lugar a *Tan*, estado febril por ataque de Calor exógeno que ataca al MC y por *Tan*/Hd que crea *Tan*/Calor.

Como síntomas más comunes tendremos diferentes tipos de estados mentales: **risas y llantos sin motivo, violencia, insomnio, boca amarga, lengua roja con saburra amarilla pegajosa, etc.** Destacaríamos el comentario de Maciocia, ya que él divide los síntomas en dos: los síntomas *Dian* —traducción del chino, «locura»—, que son más de síntomas Yin (estado depresivo, apatía, refunfuños, etc.) y los síntomas *Kuang* cuya traducción es «violento», que son más tipo Yang: risas y llantos sin control, gritos, comportamiento violento, pegarse con la gente, etc. Es importante este punto porque si a un síntoma *Dian* lo tonificáramos estaríamos cometiendo un error y agravaríamos más el síndrome, lo correcto sería dispersar en ambos casos. Por último, comenta que desde el la visión de la PNA este síndrome puede sacar al individuo fuera de su estado normal de conciencia, llegando a crear una vida aparte, otro cuadro de personalidad múltiple. Y lo más curioso de esto es que se han dado caso de personas con este síndrome que han creado no solo una vida psíquica diferenciada, sino una corporalidad diferenciada en una forma de expresión. En algunos casos, la persona es diabética con necesidad de insulina y en la otra no. He aquí una demostración sorprendente del poder de nuestra mente sobre el cuerpo.

6.2.2 Elemento Agua:

6.2.2.1 Xu Yin R:

En este síndrome todos coinciden, aunque Maciocia y Padilla nos dan unos datos adicionales bastante interesantes. En la etiología encontramos: **exceso de trabajo durante mucho tiempo, agotamiento de Jin Ye por enfermedad febril, debilidad constitucional, pérdida de sangre prolongada y enfermedad crónica de larga duración.** En este punto Maciocia nos comenta que las enfermedades crónicas de larga duración suelen ser de Hígado (por su raíz común al Riñón) y de Corazón o Pulmón (por su interdependencia), de aquí la explicación de algunos síndromes combinados y su cronicidad. Solo Padilla hace referencia dentro de la etiología a una lesión interna por un proceso emocional de larga duración que acaba dañando el Yin.

Referente a los síntomas encontramos **mareos, vértigos, acufenos, pómulos rojos, insomnio con muchos sueños, polución nocturna, amnesia, calor en los 5 huecos, dolor lumbar y aseo, espermatorrea, estreñimiento** y como síntomas llave **boca seca, sudor nocturno y lengua roja y pelada.** Nogueira nos da unos síntomas adicionales como **frialdad sexual, infertilidad en hombres y mujeres, diarreas diurnas, atrofia muscular en parte inferior y cierre tardío de la fontanela en niños.**

Desde hace tiempo en mi quehacer clínico noto que la Xu Yin R nos provoca una falta de memoria pero sobre todo episódica. Ya que el Riñón es como la pizarra donde escribimos (la memoria) si no tenemos un buen Yin de R no podremos recuperar la información, pues esta se borra generando la falta de memoria episódica. Otro caso sería que tuviéramos algún síndrome combinado con el Corazón, que es el que se encarga de leer la memoria. Entonces tendríamos que ver si es más por Riñón o por Corazón. Está escrito pero no se puede leer por culpa del síndrome que lo perturba.

Usando una metáfora podríamos decir que;

La fase Fuego escribe y lee lo escrito, mientras que en la fase Agua se graba lo escrito por el Fuego, esto es importante entenderlos así, para luego desarrollar una psicopatología eficiente.

6.2.2.2 Xu Jing:

Encontramos una unanimidad en los autores en cuanto a la etiología: **debilidad constitucional** (aumenta el riesgo en niños nacidos con por padres mayores o enfermos en el momento de la concepción),

exceso sexual en la pubertad, mala alimentación, enfermedad grave de larga duración con cansancio que acaba dañando al R.

Aquí tanto Maciocia como yo aportamos un añadido, ya que casi todos los autores dicen que el Yin está dentro del Jing y viceversa, con lo cual una Xu Jing será una Xu Yin con una sintomatología más agravada. Pero nosotros explicamos que el Jing tiene una parte de R Yang y una de R Yin, por eso a veces, en la diferenciación de síndromes, podemos tener síntomas de Yin y de Yang siendo todo por un síndrome de Jing. Por otro lado, Li Ping y yo cometamos en nuestros trabajos anteriores que el verdadero problema de la Xu de Jing es la deficiencia del Mar de la Medula, que provocará trastornos del neurodesarrollo.

En cuanto a los síntomas, todos coinciden en **fragilidad ósea, debilidad en rodillas y piernas, caída de dientes y pelo, dolor lumbar, niños con desarrollo óseo insuficiente, cierre tardío de la frontera o retraso mental.**

Como signos llave tendremos en niños, desarrollo óseo insuficiente y en adultos, rodillas débiles, caída de cabello y actividad sexual disminuida. También desde el punto de vista de la PNA, nos dice que la Xu Jing ocasiona trastornos muy graves en la memoria, creando dificultad para escribir en la «pizarra» y siendo la etiología de enfermedades como el autismo y Síndrome de Down y otras más, donde el componente genético es importante, si no fundamental.

6.2.2.3 Xu Qi R:

En este síndrome los autores no se extienden mucho ya que lo consideran una Xu Yang R leve y hay que tratarlo como tal. En su etiología, Li Ping nos indica que este síndrome es producido por una **Xu Congénita de Qi R, por vejez, sobrefatiga o enfermedad crónica que debilita el Qi R.** En cambio, Maciocia nos da como causa más frecuente el **exceso sexual** y en mujeres también los **numerosos partos seguidos.** Como nota, Maciocia indica que este síndrome tiene debilidad en los orificios del SJ. Inferior con pérdidas de orina y esperma debido a que no hay Qi para retenerlo.

En cuanto a los síntomas, encontramos **debilidad y dolor de espalda, orinar mucho y claro con chorro débil, goteo posmic-**

cional, polución nocturna sin sueño erótico, eyaculación precoz, prolapso uterino, pérdida de audición, abortos, cara y lengua pálida con saburra blanca y pérdidas vaginales crónicas. Como síntomas clave interpretaremos el goteo posmiccional y las poluciones nocturnas sin sueños.

Desde la PNA nos indica que los individuos con este síndrome tienen una personalidad más bien temerosa, miedo a no ser aceptados y problemas para memorizar. Al estar vacío el R no hay dónde escribir, o lo que es lo mismo, presenta dificultad para memorizar. Cuanto más lleno esté el Riñón, mejor memorizaremos.

6.2.2.4 Xu Yang R:

En este síndrome encontramos una etiología general como **vacío de Yang constitucional, vejez, enfermedad crónica o exceso sexual.** Es en este último punto es donde autores como Maciocia, Padilla y yo coincidimos en indicar que si después de tener relaciones sexuales nos exponemos al frío, esto nos puede debilitar el Yang R. Nogueira también indica en su etiología el **cansancio mental y físico, la mala alimentación, la insuficiencia pulmonar y hemorragia como causas para la Xu Yang R.**

En cuanto a los síntomas, se caracterizan por ser síntomas de Frío Interno: **sensación de frío, dolor lumbar, rodillas frías, debilidad de rodillas y piernas, impotencia, esterilidad, eyaculación precoz, orina clara y abundante, edemas en piernas, apatía, trastornos uterinos, vértigos y diarreas crónicas de madrugada.** Maciocia indica que a nivel psicológico la apatía, la falta de voluntad y el miedo a emprender acciones son por Xu Yang R. También nos dice, y en esto coincide conmigo, que un síntoma de la Xu Yang es la micción abundante y clara pero que si fuera una Xu extrema provocaría una retención de orina, dato a tener en cuanto a la hora de hacer una buena diferenciación de síndromes. Por su parte, sabemos que los síntomas de Xu Xue y Qi pueden ser también por Xu Yang R ya que el Riñón no tiene fuerza para calentar el Bazo y este perderá su función de transporte y transformación. A nivel de Shen, nos indica que un buen Yang de R nos imprimirá fuerza para que el Fuego (Corazón) pueda escribir y memorizar. En cambio una **Xu Yang provocará el ir más lento a la hora de recoger conceptos o procesar los asimilados.**

Este mecanismo es muy importante porque se suele afectar la voluntad y la motivación en este punto. Me explico: el Yang de Corazón imprime motivación a la hora de emprender proyectos y el Yang de Riñón nos imprime la voluntad de realizarlos, al sentirnos seguros de nosotros mismos.

6.2.3. Elemento Madera.

6.2.3.1 Bloqueo Qi H:

Nos encontramos ante el síndrome estrella de la psicopatología Occidental.

Este síndrome tiene una etiología indiscutible entre los autores, es muy dado en la sociedad actual y casi siempre **es debido a problemas emocionales**. En la literatura consultada, solo Maciocia y yo aportamos un poco más de información, definiendo el proceso a seguir del Blq Qi H. Una vez se instaura, el síndrome **ataca al Bazo causando diarreas, al estómago causando nauseas y** vómitos, al Intestino causando borborigmos, al Útero causando reglas dolorosas e irregulares, al propio Meridiano causando dolor de mamas y al Shen causando agresividad y cólera.

También Maciocia comenta que si el proceso evoluciona a nivel psicológico, el cuadro puede llegar a estados neuróticos y esquizofrénicos. Yo en este punto no estoy tan de acuerdo, pues para que se geste una esquizofrenia tiene que existir TAN, y no siempre un bloqueo de H genera este problema.

Desde la PNA estudiamos este síndrome en profundidad. De forma resumida podemos decir que se da por cargas emocionales, emociones con las que nos cargamos y no sabemos descargar hasta que al final el H se bloquea. El proceso adecuado para descargar sería saber qué emoción nos ha cargado y realizar ejercicios de descarga, por ejemplo ciertos deportes, o técnicas específicas de descarga, como por ejemplo al Bioenergética de Lowen. El humor o el humor irónico son métodos de descarga que sin saberlo nos ayudan a sacar carga emocional. Otros autores como Nogueira comentan que este síndrome se puede dar por una deficiencia de Xue que no nutre al Hígado y una vez instaurado siempre existirá una perturbación emocional, formándose un círculo vicioso.

Por los síntomas que nos encontraremos casi todos coinciden en **distensión en hipocondrios y pechos, suspiros, hipos, melancolías, depresión, humor inestable, nauseas, vómitos, borborigmos, diarreas, regurgitación** ácida**, eructos, sentimiento de desgracia nudo en garganta, reglas irregulares y dolorosas, tensión e irritabilidad menstrual, lengua roja con capa fina blanca y pulso tenso o cuerda.** Pero los síntomas más indicativos son **sensación de distensión en hipocondrios y pecho, depresión, humor cambiante y pulso cuerda.** Como dice Maciocia esto es un síndrome de Exceso y como se mencionó en el caso de Fuego de Corazón no hay que confundirlo con uno de Insuficiencia, aunque los síntomas como humor cambiante, deprimido o falto de vivacidad parezcan indicarlo.

6.2.3.2 Shi Fuego de H:

Es el paso siguiente al Bloqueo Qi H y su etiología continúa siendo por **estados emocionales de cólera, resentimiento prolongado o frustración reprimida.** El Bloqueo de Qi H a largo plazo evoluciona explotando y generando el Calor. También hay dos autores, Maciocia y Nogueira, que dicen que un consumo prolongado y abusivo de proteínas (carne de buey o cordero, entre otras), el tabaco, el alcohol y un exceso de comidas muy calientes también tienden a provocar Calor en el Hígado.

Dentro de los síntomas encontramos **otitis, irritabilidad, dolor de cabeza zona temporal y del vértex), cara y ojos rojos, hematuria, edemas en parpados, mareos, estreñimiento, lengua roja con los lados rojos y saburra amarilla.** Los síntomas llave serán la irritabilidad, la cara y ojos rojos y la lengua roja, con los lados rojos y capa de saburra amarilla. En este síndrome, para diferenciarlo con los falsos calores, yo expongo que no hay síntomas de Xu Yin como se puede dar en otros síndromes de Hígado como el Shi Yang H, esto podrá afectar al Shen con síntomas como ensoñaciones perturbantes; al Intestino con estreñimiento y orina amarilla; a la Xue con hatematemesis, hemoptisis; y por último a la Vesícula Biliar con acufenos que van y viene y otitis purulenta.

75

6.2.3.3 Xu Xue H:

Como etiología, todos los autores coinciden en una **Xu del binomio B-E, una gran hemorragia** (partos, intervención quirúrgica, etc.), **Xu Jing o enfermedad crónica que agota la Xue de H**. Aunque tanto yo como Maciocia resaltamos que el papel del R en este síndrome es fundamental, ya que cualquier Xu renal (Xu Yin, Qi, Jing o Yang) podría generar este síndrome. Los autores nos indican que la Xue es un factor importantísimo para tener un Shen sano, ya que por la noche el Shen se retira a descansar en la Xue. Uno de los síntomas de tener un Shen sano y a la vez una buena Xue de H es que te acuestas a dormir y te levantas descansado, habiendo soñado pero sin recordarlo.

En cuanto a los síntomas tenemos **vértigos, mareos, visión borrosa, ojos secos, entumecimiento, hormigueos, tics y rigidez muscular, calambre, hipomenorrea, cara pálida, uñas débiles, labios partidos, lengua pálida con capa blanca y pulso filiforme o cuerda.**

6.2.3.4 Xu Yin H:

Aquí antes de empezar haremos un inciso, y es que varios autores no reflejan este síndrome en sus escritos porque no lo consideran un síndrome como tal. Por ejemplo, Maciocia nos indica que los síntomas de Xu Yin H son idénticos a los de Xu Xue H con el signo complementario de la sequedad de ojos. No obstante, sí que hay otros autores que si lo reflejan. Tanto Li Ping como yo coincidimos en su etiología: **estados prolongados de Fuego de H** que consume el Yin, **procesos febriles muy avanzados** que consumen el Yin o Xu Yin R que no nutre el Yin H. Nogueira añade en su etiología el **Vacío crónico de Xue, las alteraciones emocionales o neurosis y las alteraciones alimenticias.**

Por la sintomatología todos coinciden. Nogueira nos da un plus y nos comenta que al haber una Xu Yin H tendrá que haber un ascenso de Yang separándonos los síntomas. Los **síntomas por Xu Yin H** serán **mareos, vértigos, cefaleas, ojos secos, visión borrosa, fiebre vespertina y lengua rosada.** Y los **síntomas por el ascenso del Calor** serán **hipertensión, acufenos e hipoacusia, rubor facial, prurito ocular y fotofobia, entumecimiento, hormigueos, tics y rigidez** muscular, calambre, calor en los 5 huecos, sensación de plenitud, sofocos con boca y garganta seca, sudor nocturno, uñas frágiles, amenorrea, pulso tenso y rápido y lengua roja sin capa.

6.2.3.5 Shi Yang H:

Existe una unanimidad entre los autores en que como etiología principal y casi única se presentan **los estados emocionales de larga duración** como **cólera, frustración, resentimiento, depresión o ansiedad.** Es curioso pero Nogueira no contempla en su etiología los factores emocionales. Lo que sí es cierto es que todos coinciden en que una Xu Yin R o H puede generar este síndrome, ya que el Agua no puede «nutrir» a la Madera y tampoco la puede «inundar», y el Fuego se descontrola según los 5 elementos.

Tendremos **irritabilidad, cólera con gritos, impaciencia, suscep-tibilidad, vértigos, mareos, cefaleas** (solo temporales laterales o en la zona de los ojos), **acufenos, sordera, insomnio o sueños abun-dantes, palpitaciones, pérdida de memoria, debilidad y dolor sordo de la zona lumbar y rodillas, molestias oculares** (conjunti-vitis), **sensación de inseguridad en los pies, lengua roja sobre todo en los bordes y pulso cuerda.** Como los síntomas más indicativos nos quedaremos con las cefaleas temporales laterales, irritabilidad y pulso cuerda. Desde la PNA podemos decir que el ascenso de Yang de H inhibe al Corazón y perturba al Shen, pero no es por Fuego si no por el ascenso del Yang hepático. Se podrían dar como síntomas **presión en la nuca y pérdida de control** por Shi Yang H siendo este último síntoma un método de descarga, desadaptado, pero al fin y al cabo es una descarga de la tensión.

6.2.3.6 Viento por Shi Yang:

Este síndrome es un incrementó del Shi Yang H, los autores coinciden en que es por un **proceso emocional muy fuerte de larga duración** con emociones de **ira, frustración y resentimiento** muy grandes. Para la aparición de este síndrome según Maciocia se tienen que dar dos factores: una Xu Yin H y un ascenso de Yang H. Las causa generales de una Xu Yin H en hombre pueden ser **el agotamiento físico, mental y sexual durante largos periodos de tiempo** y en mujeres puede ser consecuencia de una **Xu Xue de H prolongadas, como menorragias crónicas**. El ascenso de Yang H ya es sabido que es por los factores emocionales ya comentados. Este síndrome es debido a una desequilibrio extremo entre el Yin y el Yang con manifestaciones clínicas muy graves. El Viento Interno se puede dar por tres causas: Shi Yang H, Calor climático, y por Xu Yin R o Xu Xue H o C. Si es por Shi Yang H, los mareos serán muy fuertes y deberemos de dispersar el Yang. Si el Viento es por Xu Yin o de Xue no podemos dispersar, lo que haremos será tonificar el Yin y la Xue para eliminarlo. Y si es por F.P. Climático lo que haremos será dispersarlo.

Por los síntomas, encontramos **dolor de cabeza, rigidez en la nuca, vértigo y sensación de desequilibrio, temblores de los miembros, dificultad al hablar, entumecimiento de manos y pies, inestabilidad al caminar, pérdida de conocimiento, parálisis de la mitad del cuerpo y desviación de la boca, hemiplejias, parálisis faciales, dificultad al hablar, lengua roja con capa amarilla y pulso tenso y fuerte**.

6.2.4 Elemento Tierra:

6.2.4.1 Xu Qi B:

En este síndrome entre los autores encontramos unanimidad en su etiología y en su sintomatología. Como etiología general, se da **desequilibrio alimenticio** con abuso de alimentos crudos y fríos, **exceso reflexivo o estrés intelectual y diarreas prolongadas**. Padilla y Nogueira también citan posibles causas a los trastornos internos o afecciones, relacionadas sobre todo de H y C, y Maciocia comenta que también una exposición prolongada a la humedad puede generar esta debilidad.

En cuanto a los síntomas tenemos **inapetencia, distensión abdominal, debilidad y frío en los cuatro miembros, adelgazamiento o anorexia, vómitos, nauseas, bradipsiquia, heces blandas o líquidas, pesadez de cuerpo, cara mate, pálida o edematosa, lengua pálida con capa blanca y pulso débil y retrasado**. Maciocia hace un inciso en el aspecto de que la Xu Qi B provocará Hd y que esta atacará al P generando plenitud torácica. Nogueira añade que también en este caso se podrían dar signos de **disnea y piel seca** en estado avanzado. Desde la PNA nos indica que en mayor o menor medida todos tenemos Xu Qi B ya que el Qi B va bajando a lo largo del día y nos va costando más «digerir» la información y perdiendo nuestra capacidad de pensar, siendo aquí donde reside la capacidad de aguante intelectual de cada uno.

6.2.4.2 Xu Yang B:

Aquí con claridad todos dan en la etiología general una evolución de la Xu Qi B, exceso de medicamentos fríos que dañan el Yang de B o por una Xu Yang de R que no calentara el B. En cuanto a los **síntomas** son **los mismos de la Xu Qi B más dolor abdominal con deseo de palpación y calor, edemas, micción difícil, leucorrea blanca abundante y fluida**. Padilla y Nogueira añaden la **falta de gusto** y desde la PNA nos dice que **se darán síntomas fuertes de debilidad mental por agotamiento, pudiendo provocar una incapacidad de aprender y pérdida de la creatividad.**

6.2.4.3 Calor-Plenitud de E:

Como **etiología** general en este síndrome encontramos **Shi de alimentos calientes o picantes, Shi de emoción que se transforma en Fuego y ataque de calor perverso externo**. Maciocia recalca que el tabaco es caliente y que no afectan solo los alimentos calientes y picantes, sino también los grasos. Aquí incluiríamos un exceso de fritos. Desde PNA se puntualiza la ansiedad por comer, que genera este síndrome para poder calmar el Fuego de E generado por una emoción. En cuanto a los **síntomas**, encontramos **dolor gástrico con sensación de quemazón, hambre excesiva, regurgitación ácida con náuseas y vómitos, gingivorragia, úlceras en las encías, estreñimiento, orina escasa y oscura, halitosis, sed con deseo de bebidas frías, pulso lleno y rápido, lengua roja y saburra amarilla, espesa y seca.** Como síntomas más indicativos tendremos el **hambre canina, sed de bebidas frías, ardor epigastrio y saburra amarilla y espesa.**

6.2.5 Elemento Metal:

6.2.5.1 Xu Qi P:

En este síndrome los autores muestran opiniones divididas. Li Ping centra su etiología en **debilidad del funcionamiento pulmonar caracterizado por un reflujo del Qi de P, perdida de la función de descenso y difusión del Qi y decrecimiento de las energía defensiva (Wei Qi).** En cambio Padilla basa su etiología en **tos o asma prolongada o por una producción insuficiente de energía** en donde coincide con Nogueira en parte, dado que él añade en su etiología **la Xu Yang R, Xu Yang BP y Xu Yin H así como una plenitud de Yang C.** También hace mención a una predisposición congénita o heredada, donde coincide con Maciocia, quien nos dice que si uno de los padres hubiera tenido tuberculosis, este síndrome podría ser heredado en los hijos. Maciocia, también dentro de su etiología, nombra el **ataque externo de Vto. Frío y Vto. Calor así como una acción prolongada de sedentarismo**, dígase de un trabajo de despacho donde pasamos muchas horas sentados, la respiración es constreñida y a la larga puede crear un Xu Qi P.

En cuanto a los síntomas, encontramos **disnea al esfuerzo, tos débil con flema clara, propensión al resfriado, voz débil sin deseo de hablar, astenia físico-mental, temor al viento y al frío, sudoración espontanea, cara y lengua pálida con capa blanca y pulso vacío, piel seca y traspiración diurna.** Desde la visión de la PNA nos indica que este síndrome crea una **sensación de melancolía, de tristeza, de soledad y de vacío**, ya que la energía del pulmón es la que nos une a otras personas, por eso al tener este síndrome tendremos una sensación de desconexión social. Por último nos indica que una buena energía Metal nos hacer saber lo que queremos y lo que sentimos.

6.2.5.2 Xu Yin P:

Li Ping describe su etiología como **evolución de una Xu prolongada de Qi P, xu de Jin Ye de P y cuadro de Xu Yin general.** Padilla y Nogueira añaden el **cansancio excesivo o consumo del Yin por una tos prolongada** aunque este último dice que una Xu Yang BP que afecta al trasporte o una Xu Yin R o una plenitud de Yang de C e H, también podrían ser causa de este síndrome. Maciocia dice que a menudo la Xu Yin P se asocia a una Xu Yin de E (por costumbres alimenticias irregulares como cenar muy tarde) y a una Xu Yin de R (por un exceso de trabajo prolongado). Por último nos añade que puede provenir de un estado de sequedad en el P por el ataque de un FP de origen interno o externo.

En cuanto a los **síntomas** encontramos **los antes ya mencionados en la Xu Qi P más tos seca con flema escasa y viscosa, sequedad y sensación de cosquilleo en la garganta, voz ronca, adelgazamiento, fiebre vespertina, calor en los 5 huecos, sudoración nocturna, pómulos rojos, insomnio, lengua roja, pelada y con fisuras en la zona de P.**

También este síndrome visto desde la PNA hace que nos anclemos en el pasado con situaciones y emociones retenidas.

6.2.6 Elemento Fuego Maestro Corazón y San Jiao

6.2.6.1 Xu Yin MC:
Este síndrome solo lo he encontrado reflejado en un libro y desde el punto de vista de la PNA, ningún otro autor hace referencia al Maestro Corazón o Pericardio en su diferenciación de síndromes. Este síndrome es producido porque los problemas emocionales o el estrés acaban afectando al C, más concretamente a su Shen, pero para esto antes tendrá que pasar el filtro del MC y nos dará síntomas del MC más la del órgano que está generando la emoción.

En cuanto a los **síntomas**, este síndrome **hace que las personas sean dependientes**, son carne de secta, personas que no tienen la capacidad de defenderse a sí mismos, buscan un entorno social que cubra sus carencias incluso llegando a hacer lo que sea por conservar su posición dentro del entorno, están en un estado de enamoramiento constante, niegan la realidad y son hipocondriacos por excelencia. Si este síndrome se diera en la infancia, según el autor León Hammer, podría causar homosexualidad.

La **lexitimia** también la podríamos incluir dentro de este síndrome ya que es cuando la persona no sabe expresar sus emociones y el MC se desconecta para que no sintamos el sufrimiento. Si se diera este caso en niños pequeños que no son bien tratados, el MC se desconectará para no sentir el sufrimiento y de mayor pueden ser psicópatas, esto sería en un grado 10 sobre 10 sobre un medidor, pero en un grado inferior tipo 5 o 6 son personas ideales para puestos directivos, ideales para una sociedad capitalista como la que vivimos. A nivel sexual, según el autor Leon Hammer esta patología lleva a actitudes sadomasoquistas.

6.2.6.2 Xu Yang MC:

Este síndrome lleva a los sujetos a que no consigan ser persuasivos, no pueden imponer sus ideas o criterios y esto les provoca rabia y dolor. Como no pueden expresarlo hacia afuera lo expresan hacia adentro autodestruyéndose (anorexia, bulimia, maltrato personal, etc.) Son individuos ideales para desarrollar una depresión mayor llegando incluso al suicidio. A nivel sexual no pueden sentir el coito, no disfrutan y no saben hacer disfrutar y esto les ocasiona frustración y acaban prefiriendo la masturbación y usando la prostitución. Otra acción que este síndrome puede causar en el individuo es que al sentir que a nivel sexual no pueden realizarse, buscan evadir este problema dedicándose a profesiones o trabajos donde puedan reprimir esa realización (el caso de curas, monjas, etc.)

6.3 Patrones basados única y exclusivamente en los síntomas.

QI
SÍNDROME: VACÍO DE QI (QI XU)
ETIOLOGÍA PRINCIPAL
- Alteraciones alimentarias
- Alteración en el correcto funcionamiento del Transporte – Transformación del Bazo – Estómago
- Aspectos psicoemocionales (7 pasiones)
- Enfermedades crónicas
- Estrés
- Exceso de consumo de Qi
- Excesos sexuales
- Hemorragias

- Herencia genética
- Vejez

SÍNTOMAS
- Acúfenos
- Acumulación de gases
- Ahogos que se agravan con el esfuerzo
- Anorexia o poco apetito
- Astenia general con debilidad general
- Astenia sexual
- Cansancio
- Cara pálida
- Dolores sordos
- Empeoramiento general con la actividad
- Espermatorrea
- Incontinencia urinaria, enuresis
- Malas digestiones
- Mareos, vértigo
- Rechaza la palpación
- Regresión de todas las funciones
- Respiración corta
- Orina al mínimo esfuerzo
- Sensación de frío, y en especial en las zonas distales
- Sudoración al mínimo esfuerzo o espontánea
- Temor al viento
- Tendencia a buscar el reposo
- Tendencia a resfriarse
- Vértigo
- Voz débil y pocas ganas de hablar

PULSO
- Débil, sin fuerza

LENGUA
- Lengua pálida y tierna

SÍNDROME: HUNDIMIENTO DE QI (QI XIA XIAN)
ETIOLOGÍA PRINCIPAL
Evolución de un vacío de Qi
SÍNTOMAS

- Acúfenos
- Acumulación de gases
- Ahogos
- Anorexia o poco apetito
- Astenia general y sexual
- Cansancio
- Cara pálida, marchita
- Debilidad general
- Diarreas
- Distensión, hinchazón abdominal
- Empeoramiento general con la actividad
- Espermatorrea
- Falta de concentración
- Hemorroides
- Incontinencia urinaria
- Malas digestiones
- Mareos
- Metrorragias
- Regresión de todas las funciones
- Respiración corta
- Orina al mínimo esfuerzo
- Pesadez general
- Prolapso de órganos
- Sensación de frío, y en especial en las zonas distales
- Sensación de vacío de estómago
- Sudoración al mínimo esfuerzo
- Tendencia a buscar el reposo
- Varices

- Vértigo
- Visión borrosa
- Voz débil

PULSO
- Muy débil

LENGUA
- Lengua pálida
- Capa blanca

SÍNDROME: ESTASIS DE QI (QI ZHI)
ETIOLOGÍA PRINCIPAL
- Alteraciones alimentarias como la insuficiencia cuantitativa de alimentos
- Alteraciones climatológicas bruscas (energías perversas exógenas)
- Alteraciones psicoemocionales (7 pasiones) como la depresión
- Cicatrices
- Shock emocional
- Traumatismos

SÍNTOMAS
- Distensión
- Dolor localizados fuerte y tipo cólico
- Dolor de pechos
- El dolor, en ocasiones se acompaña de hinchazón
- Empeoramiento con el reposo
- Hinchazón de vientre
- Inflamación de la zona afectada o a lo largo del meridiano
- Mejora con la actividad
- Nudo histérico
- Opresión
- Parestesias
- Rechaza la palpación

- Reglas dolorosas e irregulares
- Suspiros frecuentes y profundos
- Tumefacción

PULSO
- Tenso

LENGUA
- Capa suave y blanca

XUE
SÍNDROME: VACÍO DE XUE (XUE XU)
ETIOLOGÍA PRINCIPAL
- Alteraciones psicoemocionales
- Alteraciones en la función de Transporte y Transformación del Bazo – Estómago
- Alteraciones en la función hematopoyética de los riñones
- Hemorragias
- Insuficiencia de Yin de Riñón
- Muchos partos
- Partos consecutivos y sin descanso

SÍNTOMAS
- Acúfenos
- Anemia
- Cara pálida o amarillenta
- Cefalea sorda
- Deslumbramiento
- Dolores sordos
- Entumecimiento
- Espasmos o contracciones de los músculos o tendones
- Espasmos de los vasos sanguíneos
- Insomnio
- Labios pálidos, sin brillo
- Mareos
- Menstruaciones poco abundantes o amenorrea

- Palpitaciones
- Parestesias en manos y pies
- Pies fríos
- Sequedad de ojos
- Sequedad de la piel y cabellos
- Vértigos
- Visión borrosa
- Zonas distales pálidas o cianóticas

PULSO
- Débil, sin fuerza

LENGUA
- Lengua pálida

SÍNDROME: ESTASIS DE XUE (XUE YU)
ETIOLOGÍA PRINCIPAL
- Agentes climáticos como frío, *Tan*, calor, humedad
- Alteraciones alimentarias
- Calor endógeno por calor en el Xue, 7 pasiones o alteraciones en la alimentación (muy caliente)
- Cicatrices por heridas incisivas
- Cicatrices por intervenciones quirúrgicas
- Estasis de Qi
- Frío endógeno por vacío de *Yang*, ataque de energías perversas, o alimentación o bebidas muy frías
- Heridas
- 7 pasiones
- Traumatismos
- Vacío de Qi
- Vacío de Xue

SÍNTOMAS
- Los síntomas básicos son:
- Cara violácea o verdosa
- Coágulos en las menstruaciones

- Dolores punzantes y localizados
- Hematoma (en ocasiones)
- Sensación de entumecimiento
- Uñas, labios y lengua violeta
- Vascularizaciones
- Pulso rasposo
- Lengua con manchas violáceas

Si la base es un vacío de *Qi*, tendremos síntomas propios de este síndrome junto a:

- Ahogos
- Cansancio
- Dolor en la zona donde se encuentra el estancamiento, fijo y punzante
- Dolor que empeora con la presión
- Sudoración espontánea
- Lengua violácea y equimótica

Si la base es un vacío de Xue, tendremos los síntomas propios de este síndrome junto a:

- Disminución en las actividades relacionadas con la esfera cerebral tales como: falta de concentración, pérdida de memoria, disminución de los reflejos sensitivos
- Dolor constante que empeora a la presión
- Insomnio
- Mareo o vértigo
- Palpitaciones
- Tumefacciones
- Vértigo
- Visión borrosa
- Lengua pálida y equimótica
- Pulso débil

Si la base es frío endógeno, tendremos síntomas propios de este síndrome junto a:

- Dismenorrea con sensación de frío en el abdomen

- Sangre oscura y con coágulos
- Dolor punzante que mejora con aplicaciones tibias o calientes
- Extremidades y cuerpo frío
- Frío generalizado
- Temor al frío
- Pulso lento y profundo
- Lengua pálida o violácea oscura

Si la base es calor endógeno, tendremos síntomas propios de este síndrome junto a:

- Dolor punzante que mejora con aplicaciones frescas o frías
- Fiebre
- Inflamación (en ocasiones)
- Pérdida de sangre en forma de hemorragia
- Pulso rápido
- Lengua rojo oscuro

* Según el Zang –Fu afectado puede acompañarse de:

- Alteraciones menstruales
- Alternancias de frío y calor
- Agitación, nerviosismo o delirio
- Distensión abdominal con sensación de plenitud
- Estreñimiento o heces secas
- Flujo amarillo y de olor desagradable
- Pérdida de memoria
- Piel seca
- Tos seca
- Etc.

SÍNDROME: CALOR EN LA SANGRE (XUE RE)
ETIOLOGÍA PRINCIPAL

- Alteraciones alimentarias donde la dieta es muy caliente
- Alteraciones psicoemocionales
- Ataque de energías perversas exógenas como: calor, sequedad, Fuego

- Exceso de Yang de Corazón
- Exceso de Yang de Hígado
- Vacío de Yin de Riñón

SÍNTOMAS

- Agitación, y en ocasiones puede llegar a la violencia
- Ansiedad
- Boca seca
- Fiebre vespertina
- Hemorragias
- Epistaxis de color oscuro, hematemesis, metrorragias, etc.
- Insomnio
- Labios rojos y oscuros
- Manchas equimóticas en la piel
- Menstruaciones adelantadas y abundantes
- Nerviosismo
- Manías
- Opresión de tórax
- Sed con deseos de bebidas frescas o frías
- Sensación de calor
- Shen alterado
- Taquicardias

En casos graves, en que el calor de la sangre afecte al Corazón - Shen

- Delirio
- Coma

PULSO

- Rápido y fino, como un hilo

LENGUA

- Lengua rojo oscuro con capa amarillenta

QI – XUE
SÍNDROME : VACÍO DE QI – XUE (*QI XUE XU*)
ETIOLOGÍA PRINCIPAL
- Las propias de un vacío de Qi y de un vacío de Xue:
- Alteraciones alimentarias
- Enfermedades crónicas de larga duración
- Exceso de trabajo con insuficiente descanso
- Exceso sexual
- Hemorragias

SÍNTOMAS

Aparte de los signos propios de un vacío de *Qi* y un vacío de *Xue*, podemos añadir:
- Ahogos
- Astenia
- Cansancio
- Cara pálida y sin brillo
- Deslumbramiento
- Empeora con el movimiento
- Frío generalizado
- Insomnio
- Labios pálidos
- Palpitaciones
- Pocas ganas de hablar
- Respiración débil
- Se apoya en cualquier sitio para descansar
- Sudoración espontánea
- Vértigo
- Voz débil

PULSO
- Débil , fino

LENGUA
- Pálida con puntos violáceos

SÍNDROME: ESTASIS DE QI – XUE (*QI ZHI XUE YU*)
ETIOLOGÍA PRINCIPAL

Las propias de un estasis de *Qi* y un estasis de *Xue*:

- Alteraciones psicoemocionales (7 pasiones)
- Cicatrices
- Esguinces
- Torceduras
- Traumatismos
- Vacío de *Qi – Xue*
- Etc.

SÍNTOMAS

Aparte de los signos propios de una estasis de *Qi* y una estasis de *Xue*, podemos añadir:

- Alteraciones menstruales
- Bloqueos, obstrucciones
- Dismenorrea
- Distensión en el tórax, zona intercostal y/o abdomen, con dolor
- Dolores punzantes con sensación de distensión, hinchazón
- Empeora con la presión, a nivel general
- Formación de masas
- Irritabilidad
- Labios violáceos
- Masas acumuladas en el abdomen
- Menstruaciones dolorosas, de sangre oscura y con coágulos
- Sensación de plenitud
- Síndrome premenstrual

PULSO

- Pulso rasposo, tenso

LENGUA

- Lengua púrpura - violácea y equimótica

SÍNDROME: ESCAPE DE XUE (HEMORRAGIA) POR VACÍO DE QI (*XUE SUI QI XU*)

ETIOLOGÍA PRINCIPAL
- Principalmente un vacío de Qi
- Hundimiento de Qi

SÍNTOMAS
Aparte de los signos propios de un vacío de Qi o un hundimiento de Qi, podemos añadir:
- Ahogos
- Cansancio
- Cara pálida, sin brillo
- Extravasación de sangre
- Hematomas
- Hemorragias
- Epistaxis, metrorragias, hematemesis, etc…
- Sangre pálida
- Vascularizaciones

PULSO
- Débil, fino

LENGUA
- Lengua pálida

JIN YE
SÍNDROME: INSUFICIENCIA DE LÍQUIDOS ORGÁNICOS (*YIN YE XU*)

ETIOLOGÍA PRINCIPAL
- Alteraciones alimentarias
- Dieta demasiado caliente o seca
- Alteración de la correcta función del Bazo – Páncreas
- Alteraciones psicoemocionales (7 pasiones) que provocan un exceso de Fuego
- Calor endógeno
- Fuego endógeno
- Sequedad endógena

SÍNTOMAS

- Estreñimiento o heces secas
- Labios secos y agrietados
- Orinas escasas y concentrada, en ocasiones de color rojizo
- Piel resaca
- Poca saliva
- Sed
- Sequedad de boca y nariz
- Sequedad de garganta
- Sequedad de piel

PULSO

- Rápido, débil, fino

LENGUA

- Lengua roja oscura y seca, en ocasiones pelada

TAN

SÍNDROME: ACUMULACIÓN DE TAN

ETIOLOGÍA PRINCIPAL:

- Alteraciones alimentarias
- Alteraciones climatológicas
- Alteración del Recalentador medio
- Excesiva medicación
- Predisposición genética

TIPOS PRINCIPALES

Según el lugar donde se deposite en el organismo y la alteración de la salud que provoque, podemos dividirla en:

- *Tan* – calor por:
- Vacío de Yin de Corazón y/o Maestro Corazón, exceso de Yang, ataque de calor exógeno, 7 pasiones, alteraciones alimentarias
- *Tan* – frío por:
- Insuficiencia o vacío de Yang, alteraciones alimentarias, frío exógeno, vacío de Qi
- *Tan* – humedad por:

- Alteraciones alimentarias, agentes climatológicos, vacío de Qi – Xue, *Tan* – Frío persistente, etc.
- *Tan* – sequedad por:
- *Tan* – calor persistente, alteraciones alimentarias, agentes climatológicos, etc.
- *Tan* – viento por:
- Insuficiencia o vacío de Yin de Hígado y/o Riñón, vacío de Qi – Xue, agentes climáticos como viento exógeno, etc.

SÍNTOMAS TAN - CALOR

- Arteriosclerosis
- Calor en la zona del pecho
- Dolor de garganta
- Estreñimiento o heces secas
- Fiebre con agitación
- Hemiplejía
- Manías
- Mareo
- Obstrucción del orificio puro
- Opresión de tórax
- Orina poco abundante y oscura o amarillenta
- Pérdida de conocimiento
- Sed de bebidas frescas o frías
- Sequedad de piel
- Shen alterado
- Signos de ascensión del calor
- Tos productiva
- Expectoración amarilla y espesa
- Vértigo
- Pulso rápido y resbaladizo
- Lengua rojiza con capa amarilla y seborreica
- Manías, esquizofrenia, etc.
- Sensación de plenitud
- Sensación de calor y pesadez de cuerpo y pecho

SÍNTOMAS TAN - FRÍO

- Acúfenos
- Cálculos de vesícula, renales
- Deposiciones o acumulaciones de otros materiales en el organismo
- Dolores articulares con pérdida de funcionalidad y movilidad
- Dolor de huesos con sensación de frío que cuesta que mejore con el calor
- Expectoración blanca y fluida
- Extremidades frías
- Quistes en la esfera genital
- Quistes en otras localizaciones orgánicas
- Saliva abundante y acuosa
- Sensación de frío que penetra hasta los huesos y no mejora rápidamente con aplicación de calor con el calor
- Sensación de pesadez
- Temor al frío
- Vértigo
- Pulso lento, profundo y resbaladizo
- Lengua pálida con capa blanquecina y seborreica

SÍNTOMAS TAN - HUMEDAD

- Anorexia
- Cansancio
- Exceso de saliva
- Expectoración abundante y fácil de eliminar
- Inflamaciones de las articulaciones
- Los alimentos le dan asco
- Náuseas
- Opresión de tórax
- Pérdida de capacidad funcional y movilidad
- Poco apetito
- Quistes blandos, en especial en las articulaciones
- Sensación de masas en el pecho
- Sensación de pesadez general, de cabeza y cuerpo

- Tos con muchas flemas
- Vómitos
- Pulso blando y resbaladizo, deslizante
- Lengua ancha, hinchada con mucha capa seborreica

SÍNTOMAS TAN - SEQUEDAD

- Alteraciones respiratorias:
- Asma, tuberculosis
- Dermatosis
- Diverticulosis
- Dolor de garganta
- Estreñimiento o heces secas
- Expectoración dificultosa
- Forunculosis
- Irritación de garganta
- Mucosidad poco abundantes y poco fluidas, en ocasiones acompañadas de sangre
- Orinas escasas
- Sed
- Sequedad de labios, boca, garganta, nariz y piel
- Pulso rápido, fino y resbaladizo
- Lengua seca con capa seborreica

SÍNTOMAS TAN - VIENTO

- Alteraciones funcionales erráticas
- Alteraciones de las uñas
- Calambres
- Desviación de la comisura de la boca
- Desviación de lengua
- Desviación de la mirada, los ojos
- Entumecimiento
- Epilepsia
- Espasmos
- Hemiplejía
- Mareo

- Parestesias
- Pérdida de conciencia de forma súbita
- Quistes musculares
- Quistes en los tendones
- Rigidez de lengua
- Vértigo
- Pulso tenso y resbaladizo, deslizante
- Lengua rígida, con capa y seborreica

HUMEDAD

SÍNDROME: ACUMULACIÓN Y RETENCIÓN DE HUMEDAD – AGUA (*SHUI FAN*)

ETIOLOGÍA PRINCIPAL

Alteración del mecanismo de los líquidos, con alteración de   Bazo – Páncreas, el Pulmón y el Riñón

- Alteraciones alimentarias
- Alteraciones psicoemocionales
- Cansancio importante
- Exceso de medicamentos o aditivos alimentarios
- Frío – humedad endógeno

SÍNTOMAS

- Alteraciones respiratorias, en ocasiones, como tos, disminución de la capacidad respiratoria, opresión de tórax, dolor intercostal, etc.
- Edemas en diversos lugares del organismo (extremidades, abdomen, cara, tórax, etc.)
- Edema con signo de fobia positiva de mayor duración
- Esputo blanco y fluido
- Retención de líquidos
- Sensación de pesadez

PULSO

- Profundo y algo tenso

LENGUA

- Lengua con capa blanca, humedad y seborreica

TAN - HUMEDAD
SÍNDROME: ACUMULACIÓN DE TAN – HUMEDAD
(*SHUI TAN YU*)

ETIOLOGÍA PRINCIPAL

Alteración del mecanismo de los líquidos, con alteración de Bazo – Páncreas, el Pulmón y el Riñón

- Alteraciones alimentarias
- Alteraciones psicoemocionales
- Cansancio importante
- Exceso de medicamentos o aditivos alimentarios
- Frío – humedad endógeno

SÍNTOMAS

- Ausencia de sed o sed sin deseos de beber
- Edemas en diversos lugares del organismo (extremidades, abdomen, cara, tórax, etc.)
- Edema con signo de fobia positiva de mayor duración
- Esputo blanco y pegajoso
- Mareos
- Palpitaciones
- Plenitud y distensión torácica
- Respiración superficial
- Retención de líquidos
- Sensación de frío
- Sensación de pesadez
- Vértigo
- Vómitos líquidos de agua

PULSO

- Tenso

LENGUA
- Lengua con capa blanca y seborreica

ZANG – FU: PULMÓN (P) -*FEI*
SÍNDROME: VACÍO DE QI DE PULMÓN (*FEI QI XU*)
ETIOLOGÍA
- Alteraciones crónicas del Pulmón. Estas alteraciones lesionan y debilitan hasta agotar la energía del Pulmón
- Alteraciones en la producción de energía, cuyas causas son desequilibrios en la alimentación o el aspecto psicoemocional.
- Exceso de Yang de Corazón
- Predisposición genética
- Terreno débil
- Vacío de Yang de Riñón
- Vacío de Yang del Bazo – Páncreas
- Vacío de Yin de Hígado

SÍNTOMAS
- Ahogos
- Astenia física y mental
- Cansancio
- Cara pálida y opaca
- Debilidad del cabello o alopecia
- Dificultad en la respiración agravada con el esfuerzo
- Mucosidad fluida y abundante
- Piel seca
- Respiración superficial
- Sensación de frío general
- Sudoración espontánea
- Suspiros frecuentes
- Temor al frío y al viento
- Tendencia a padecer resfriados y gripes, así como otras alteraciones de la esfera bronquial y de la faringe

- Tos débil con flema
- Voz débil con pocas ganas de hablar

PULSO
- Profundo, débil, vacío

LENGUA
- Lengua pálida
- Capa suave y blanquecina

SÍNDROME: VACÍO DE YIN DE PULMÓN (*FEI YIN XU*)
ETIOLOGÍA
- Enfermedades crónicas respiratorias
- Enfermedad prolongada acompañada de fiebre
- Evolución prolongada de una vacío de Qi de Pulmón
- Exceso de Yang de Corazón y/o exceso de Yang de Hígado
- Sequedad por calor excesivo y crónico que provoca sequedad
- Sobrecarga de trabajo físico o intelectual que provoca un gran cansancio
- Tabaquismo
- Tos prolongada
- Vacío de Yang de Bazo - Páncreas
- Vacío de Yin de Riñón

SÍNTOMAS
- Afonía
- Agitación
- Ansiedad
- Arrugas en la zona de la cara que corresponde al Pulmón
- Aspecto enfermizo
- Calor en los 5 huecos
- Dificultad en la expectoración. Flema en poca cantidad y viscoso. En ocasiones, esputos de sangre
- Dificultad respiratoria
- Dolor de garganta

- Febrícula vespertina y cíclica
- Insomnio
- Pérdida de peso
- Pómulos rojos
- Sequedad de boca, garganta y nariz
- Sofocaciones
- Sudoración nocturna
- Temor y agravación por el calor
- Tos seca o con flema pastoso y espeso
- Vómitos secos
- Voz quebrada, ronca

PULSO
- Pulso rápido y fino

LENGUA
- Lengua roja y algo seca, pelada en la zona del Pulmón
- Con poca capa o sin capa

SÍNDROME: ATAQUE DE VIENTO – FRÍO AL PULMÓN (*FENG HAN SHU FEI*)
ETIOLOGÍA:
- Ataque de Energías Perversas exógenas (viento – frío)
- Cambios bruscos de temperatura
- Debilidad del sistema inmunitario – WEI QI
- Excesiva exposición o excesiva intensidad del aire acondicionado frío

SÍNTOMAS
- Ansiedad y nerviosismo
- Asma o dificultad en respirar
- Ausencia de sed
- Ausencia de sudoración
- Congestión en el tórax
- Diarrea intermitente
- Dolor de cabeza

- Dolor de espaldas que puede abarca cervicales, trapecios y dorsales altas
- Dolor generalizado
- Escalofríos
- Estornudos
- Febrícula
- Flemas blancos, claros, líquidos
- Hemoptisis, en ocasiones
- Insomnio
- Miembros superiores e inferiores fríos
- Mucosidades fluidas y blancas.
- Nariz tapada y rinorrea clara
- Orinas abundantes
- Picor de garganta
- Sensación de frío generalizado
- Temor al frío
- Tos seca
- Vómitos en ocasiones

PULSO

- Pulso lento, superficial, apretado

LENGUA

- Lengua normal
- Capa blanca y fina

SÍNDROME: ATAQUE DE VIENTO – CALOR AL PULMÓN (*FENG RE FANG FEI)*

ETIOLOGÍA

- Ataque de Energías Perversas exógenas (viento – calor)
- Cambios bruscos de temperatura
- Debilidad del sistema inmunitario
- Excesiva exposición o excesiva intensidad de la calefacción

SÍNTOMAS
- Amigdalitis
- Boca seca
- Dificultad respiratoria
- Dolor de cabeza
- Dolor de garganta, con sequedad, hinchazón, irritación y rojez
- Expectoración difícil
- Fiebre
- Garganta seca y dolorosa
- Mucosidad espesa, oscura, amarilla o verdosa
- Nariz taponada
- Sed
- Sudoración
- Tos
- Temor al viento – frío

PULSO
- Rápido y superficial

LENGUA
- Lengua ligeramente rojiza con la punta rojo más intenso
- Capa amarilla y fina

SÍNDROME: FRÍO EN EL PULMÓN (*HAN XIE KE FEI*)
ETIOLOGÍA:
- Ataque de frío externo extremo
- Debilidad del sistema de defensa (*Wei Qi*)

SÍNTOMAS
- Ausencia de fiebre
- Disnea
- Escalofríos
- Frío en los 4 miembros
- Frío en el cuerpo

- Mucosidades fluidas y blancas
- Tos

PULSO
- Lento

LENGUA
- Lengua pálida
- Capa blanca

SÍNDROME: CALOR – PLENITUD EN EL PULMÓN (*FEI RE*)
ETIOLOGÍA:
- Acumulación de *Tan* – Calor debido a un exceso de calor estancado
- Ataque de viento – calor
- Estasis prolongado de viento - frío que se convierte en calor
- Estasis de Xue por excesivo calor estancado
- Excesivo calor perverso
- Sistema inmunitario debilitado

SÍNTOMAS
- Agitación
- Aleteo nasal
- Asma
- Cara roja
- Dolor de garganta con inflamación, sequedad e irritación
- Dolor de tórax
- Escalofríos
- Epistaxis
- Esputos espesos, amarillos, en ocasiones, incluso de sangre. Su olor es muy fétido y recuerda al de pescado en malas condiciones
- Estreñimiento
- Fiebre alta
- Hemoptisis, en algunas ocasiones
- Mucosidad – flema amarilla y muy espesa

- Nerviosismo
- Orina en poca cantidad, concentradas
- Respiración sonora
- Ronquera
- Sed
- Shen alterado
- Sudoración
- Tos

PULSO
- Rápido, resbaladizo, deslizante

LENGUA
- Lengua roja
- Saburra amarilla y espesa

SÍNDROME: ACUMULACIÓN DE TAN – HUMEDAD EN EL PULMÓN(*TAN SHI ZU FEI*)

ETIOLOGÍA
- Energías Perversas Exógenas (viento – frío – humedad)
- Tos duradera, crónica
- Vacío del Bazo – Páncreas

SÍNTOMAS
- Abundante mucosidad
- Asma (en casos graves)
- Disnea
- Expectoración fácil
- Tos fuerte
- Mucosidad blanca, viscosa y abundante
- Opresión de tórax

PULSO
- Deslizante

LENGUA

- Lengua pálida
- Capa blanca, gruesa y seborreica

SÍNDROME: TAN – CALOR EN EL PULMÓN (*TAN RE ZU FEI*)
ETIOLOGÍA:

- Alteraciones alimentarias: excesiva ingesta de alimentos de naturaleza caliente, grasas, alcohol
- Ataque de Energías Perversas que atacan al Pulmón y que provocan una acumulación de *Tan* – humedad
- Enfermedades crónicas del Pulmón
- Tabaquismo
- Vacío de Qi de Bazo prolongado

SÍNTOMAS

- Dificultad respiratoria
- Dolor en el hipocondrio
- Esputo espeso, fétido, de color amarillo o verdoso
- Abundante. En ocasiones, con algo de sangre
- Fiebre
- Opresión de tórax
- Plenitud torácica
- Respiración fuertemente audible y rápida
- Tos «perruna»

PULSO

- Rápido y deslizante

LENGUA

- Lengua roja
- Capa amarilla y espesa

SÍNDROME: SEQUEDAD EN EL PULMÓN (*ZAO XIE FAN FEI*)

ETIOLOGÍA

- Ataque de viento – calor al Pulmón con una base de vacío de Yin de Pulmón
- Calor duradero o muy intenso
- Condiciones meteorológicas de sequedad en la estación del otoño, acompañado de una insuficiencia de Yin
- Insuficiencia de Yin

SÍNTOMAS

- Difícil expectoración
- Dolor de cabeza
- Dolor de tórax, especialmente al toser
- Esputo viscoso, blanco y poco abundante
- En ocasiones, puede tener algo de sangre
- Fiebre ligera
- Faringitis
- Tos persistente y seca
- Ronquera
- Sed
- Sequedad de nariz, garganta y labios
- Temor al viento – frío

PULSO

- Rápido, superficial y fino

LENGUA

- Lengua roja y seca
- Capa seca, blanca o amarilla

ZANG – FU: INTESTINO GRUESO (IG) *DA CHANG*
SÍNDROME: CALOR EN EL INTESTINO GRUESO
ETIOLOGÍA

- Ataque continuo de calor exógeno
- Calor endógeno debido a desequilibrios en la alimentación o en el aspecto psíquicosomático

SÍNTOMAS
- Ardor de ano
- Dolor abdominal que empeora con la presión
- Mejora con la aplicación de frío local
- Estreñimiento crónico
- Heces secas y duras
- Orinas escasas y de color amarillo
- Sangre en las heces, en ocasiones
- Sequedad en labios y boca

PULSO
- Rápido y deslizante

LENGUA
- Lengua roja
- Capa amarillenta

SÍNDROME: CALOR-HUMEDAD EN EL INTESTINO GRUESO (*DA CHANG SHI RE*)

ETIOLOGÍA
- Acumulación de calor canicular y humedad en el intestino en épocas de calor
- Alimentos contaminados
- Alteraciones alimentarias: ingesta desmesurada de alimentos de naturaleza caliente, dulces, refinados
- Evolución de una acumulación de *Tan* – Humedad por insuficiencia de Bazo – Páncreas

SÍNTOMAS
- Acumulación de gases, que al evacuarlos son de muy mal olor
- Ardor de ano
- Boca seca
- Cara roja
- Diarrea con sangre y/o pus
- En ocasiones, la diarrea es en chorro

- El color también puede ser amarillo con un olor fétido
- Dolor abdominal con necesidad imperiosa de defecación
- Escalofríos
- Fiebre
- Orina escasa, oscuro y de color rojizo
- Pesadez en el bajo vientre
- Retortijones en ocasiones
- Sed, sin muchos deseos de beber
- Sensación de quemazón en el ano
- Temor al frío, en ocasiones
- Tenesmo de ano

PULSO
- Rápido y deslizante
- Rápido y blando

LENGUA
- Lengua roja
- Capa amarilla y espesa

SÍNDROME: INSUFICIENCIA DE LÍQUIDOS EN EL INTESTINO GRUESO (*DA CHANG YE KUI*)

ETIOLOGÍA
- Alteraciones alimentarias: excesiva ingesta de alimentos de naturaleza caliente y/o picante
- Calor o sequedad en el Intestino Grueso
- Enfermedad febril duradera
- Etapa post - parto
- Insuficiencia de Yin de Estómago
- Insuficiencia de Yin de Riñón
- Hemorragias
- Vacío de Xue
- Vejez

SÍNTOMAS

- Ansiedad
- Astenia
- Calor en los 5 huecos
- Cansancio
- Cara roja
- Dolor de abdomen
- Estreñimiento
- Heces secas, duras, de muy difícil expulsión
- Febrícula vespertina
- Flatulencias
- Mal aliento
- Orinas escasa y oscura
- Sensación de quemazón en el ano
- Sequedad de boca y garganta
- Vértigo

PULSO

- Rápido, fino, rasposo

LENGUA

- Lengua roja y seca
- Poca capa y amarillenta

ZANG – FU: ESTÓMAGO (E) – *WEI*
SÍNDROME: VACÍO DE QI DE ESTÓMAGO (*WEI QI XU*)
ETIOLOGÍA

- Desequilibrios alimentarios
- Desequilibrio del Bazo – Páncreas
- Energías Perversas Exógenas con la sequedad
- Herencia genética
- Insuficiencia de Qi
- Insuficiencia de Yin de Estómago
- 7 pasiones que estancan al Hígado – Vesícula Biliar

SÍNTOMAS

- Anorexia
- Dispepsia
- Distensión abdominal
- Dolor epigástrico
- Eructos
- Flato
- Labios blanquecinos
- Malestar mejora con la presión
- Mejora con el calor
- Vómitos

LENGUA

- Lengua pálida
- Poca capa

SÍNDROME: VACÍO DE YIN DE ESTÓMAGO

ETIOLOGÍA

- Acumulación de calor – humedad
- Calor – Sequedad – Fuego que consume los líquidos orgánicos
- Desequilibrios alimentarios (abuso de picante, alcohol, etc.)
- Deshidratación
- Diarreas
- Enfermedades duraderas que cursan con fiebre
- 7 pasiones que estancan a la Madera y luego evoluciona a Fuego que consume el Yin
- vómitos

SÍNTOMAS

- Agitación
- Agravación de los síntomas con el calor
- Anorexia y en ocasiones bulimia
- Puede darse también, hambre pero sin ganas de comer
- Ansiedad

- Cara roja
- Dolor epigástrico
- Dolor sordo de Estómago
- Eructos
- Estreñimiento
- En ocasiones, no hay estreñimiento pero las heces son secas
- Febrícula vespertina
- Flatulencias
- Hipo
- Miedo
- Náuseas
- Nerviosismo
- Plenitud y distensión epigástrica
- Poca orina
- Sed
- Sequedad de boca, garganta y labios

PULSO
- Rápido, fino y algo deslizante

LENGUA
- Lengua roja oscura y algo seca
- Pelada, poco humedecida, sin saliva o con muy poca

SÍNDROME: ACUMULACIÓN DE ALIMENTOS EN EL ESTÓMAGO (SHI ZHI WEI WAN)
ETIOLOGÍA
- Alteraciones alimentarias
- Beber mucha cantidad de líquido durante las comidas
- Excesiva ingesta de alimentos

SÍNTOMAS
- Acumulación de gases en el estómago e e intestinos
- Aliento fétido
- Distensión e hinchazón abdominal
- Mejora con la eliminación de gases, defecando o vomitando

- Eructos
- Gases
- Dolor de estómago posterior a la comida
- Heces pastosas y de olor nauseabundo
- Náuseas
- Regurgitación ácida
- Sensación de plenitud y pesadez en el epigastrio
- Vómito de alimentos ácido y de olor nauseabundo, con alimentos parcialmente digeridos

PULSO
- Deslizante, resbaladizo

LENGUA
- Capa gruesa y seborreica

SÍNDROME: FRÍO EN EL ESTÓMAGO
(WEI SHI HAN ZHENG)
ETIOLOGÍA
- Alteraciones alimentarias: excesiva ingesta de alimentos de naturaleza fría
- Ataque de frío al epigastrio
- Enfermedades de larga duración
- Excesivo consumo de alimentos fríos o crudos
- Ingesta de alimentos en mal estado
- Insuficiencia de Qi de estómago
- Vacío de Yang

SÍNTOMAS
- Astenia física y mental
- Ausencia de sed
- Ausencia de sabor, todo lo nota insípido
- Borborigmos
- Dolor en el epigastrio con sensación de frío
- En los casos agudos es en forma de cólico

- En los casos crónicos es de forma difusa
- Mejora después de la ingesta de alimentos
- El dolor mejora con el calor y empeora con el frío
- Mejora con la ingesta de alimentos y bebidas calientes
- Mejora con la presión y el masaje
- Extremidades frías
- Frío en el epigastrio
- Frío en los cuatro miembros
- Heces blandas
- Hinchazón en el epigastrio
- Náuseas
- Poco apetito
- Saliva clara y abundante
- Sensación de frío
- Vómitos después de comer
- En muchas ocasiones los vómitos son de líquidos claros

PULSO
- Lento, profundo, tenso, apretado

LENGUA
- Lengua pálida, algo hinchada
- Capa blanca, húmeda, seborreica

SÍNDROME: CALOR EN EL ESTÓMAGO (*WEI SHI KE ZHENG*)
ETIOLOGÍA
- Exceso de calor en el estómago por 7 pasiones
- Excesiva ingesta de alimentos de naturaleza caliente y/o picante
- Invasión del calor en estómago
- Fumar en exceso, así como consumir mucho café

SÍNTOMAS
- Boca amarga
- Bulimia, hambre constante

- Dolores dentales
- Dolor de estómago con ardor
- Encías hinchadas, dolorosas a la presión y sangrantes
- En ocasiones, ulceraciones de las encías
- Estreñimiento
- Hinchazón abdominal
- Mal aliento
- Náuseas
- Orina oscura y poca cantidad
- Las orinas suelen ser grasas
- Regurgitación ácida
- Sed con deseo de bebidas frías
- Temor al calor
- Vómitos después de las comidas de alimentos parcialmente digeridos, en ocasiones

PULSO
- Rápido, lleno y deslizante

LENGUA
- Lengua roja, en ocasiones agrietada por el centro
- Capa espesa y amarilla

SÍNDROME: REFLUJO DE QI DE ESTÓMAGO (WEI QI BU JIANG)

ETIOLOGÍA
- Acumulación de *Tan* – humedad duradero
- Ansiedad
- Cierta debilidad del Bazo – Estómago
- Desequilibrios alimentarios
- Estados de preocupación duraderos
- Shock emocional

SÍNTOMAS
- Acumulación de gases
- Aliento fétido

- Alteraciones en la defecación, heces pastosas y con un olor muy fétido
- Anorexia
- Ardor de estómago
- Aversión a los alimentos y a comer
- Dolor epigastrio que mejora tras evacuar mediante el vómito
- Digestión pesada y lenta
- Eructos con olor
- Excesiva producción de saliva
- Hinchazón abdominal
- Mejora tras vomitar o expulsar los gases
- Regurgitación
- Sensación de plenitud
- Temor al frío
- Vómito posterior a cualquier ingesta de alimentos
- Vómitos ácidos, fétidos, de alimentos

PULSO
- Deslizante, resbaladizo

LENGUA
- Capa espesa, seborreica, viscosa

ZANG – FU: BAZO – PÁNCREAS (BP) - PI
SÍNDROME :VACÍO DE QI DE BAZO – PÁNCREAS (PI QI XU)
ETIOLOGÍA
- Alteraciones alimentarias: excesiva ingesta de alimentos de naturaleza fría, crudos, lácteos, azúcar, refinados, así como de grasas y alcohol; ayunos
- Alteraciones climatológicas: hábitat húmedo
- Alteraciones de elemento Madera
- Cansancio
- Diarrea crónica
- Excesivas preocupaciones
- Excesiva reflexión

SÍNTOMAS

- Acumulación de gases
- Agujetas musculares
- Anorexia
- Candidiasis
- Cansancio constante, astenia
- Cara amarilla y sin brillo
- Debilidad de los 4 miembros
- Deseo constante de estar acostado en la cama
- Disnea al esfuerzo
- Distensión abdominal, en especial después de las comidas
- Dolor abdominal que mejora con la presión
- Edema en la cara, a nivel superficial
- Falta de aliento al mínimo esfuerzo
- Flemas abundantes
- Frío en los 4 miembros
- Heces blandas, malformadas, pastosas o diarrea
- Labios secos
- Náuseas
- Pérdida de peso
- Pocas ganas de hablar
- Respiración débil y superficial
- Sensación de plenitud torácico - abdominal
- Voz débil

PULSO

- Débil, fino, sin fuerza, retrasado

LENGUA

- Lengua pálida, hinchada y con marcas de dientes (si es crónico)
- Capa blanca

SÍNDROME: VACÍO DE YANG BAZO – PÁNCREAS (PI YANG XU)

ETIOLOGÍA

- Evolución de una insuficiencia o vacío de Qi de Bazo – Estómago con la etiología correspondiente
- Excesiva ingesta de alimentos frío o crudos
- Excesiva ingesta de medicamentos de naturaleza fría que debilitan el Yang de Bazo
- Insuficiencia de Yang de Riñón

SÍNTOMAS

- Acumulación de gases
- Anorexia
- Ausencia de sed
- Boca seca
- Cansancio constante y generalizado
- Cara pálida
- Debilidad de los 4 miembros, con sensación de rigidez en ciertas ocasiones
- Diarrea o heces pastosas, malformados, con alimentos sin digerir
- Dificultad en orinar y escasas, o abundantes y claras
- Distensión abdominal, en especial después de las comidas, y que mejora con el calor
- Dolor abdominal que mejora con la presión y el calor
- Edema superficial
- Escalofríos
- Falta de gusto
- Frío generalizado, y en especial, en los 4 miembros
- Lasitud muscular
- Leucorrea blanca, clara, acuosa y abundante
- Pesadez general de cuerpo y miembros
- Temor y agravamiento de los síntomas con el frío
- Voz débil

PULSO
- Lento, profundo y débil

LENGUA
- Lengua pálida, hinchada, húmeda y con marcas de dientes
- Capa gruesa, seborreica y húmeda

SÍNDROME: EL BAZO – PÁNCREAS NO RETIENE LA SANGRE (PI BU TONG XUE)

ETIOLOGÍA
- Vacío prolongado de Qi de Bazo – Páncreas, así como sus causas etiológicas
- Vacío prolongado de Yang de Bazo – Páncreas, así como sus causas etiológicas

SÍNTOMAS
- Acumulación de gases
- Astenia física y mental
- Anorexia y pérdida de peso
- Candidiasis
- Cansancio constante e intenso
- Cara amarilla y sin brillo, apergaminada
- Debilidad y fragilidad capilar. Tendencia a los hematomas
- Debilidad de los 4 miembros
- Deseo constante de estar acostado en la cama
- Disnea al esfuerzo. Respiración débil y superficial
- Distensión abdominal, en especial después de las comidas
- Dolor abdominal que mejora con la presión
- Edema en la cara
- Falta de aliento al mínimo esfuerzo
- Flemas abundantes
- Frío en los 4 miembros
- Heces blandas, malformadas, pastosas o diarrea
- Hematomas espontáneos
- Hemorragias frecuentes
- (Ej. encías, epistaxis, hematemesis, hematuria, metrorragias, etc.)

- Sangre pálida
- Hemorroides
- Labios secos
- Mareo
- Menstruación adelantada y abundante
- Náuseas
- Pocas ganas de hablar
- Sensación de plenitud torácico – abdominal
- Varices
- Voz débil

PULSO
- Débil, filiforme

LENGUA
- Lengua pálida
- Capa blanca

SÍNDROME: FRÍO – HUMEDAD EN EL BAZO – PÁNCREAS (HAN SHI KUN PI)

ETIOLOGÍA
- Alteraciones alimentarias: excesiva ingesta de alimentos de naturaleza fría, crudos, bebidas frías
- Vacío de Qi de Bazo
- Vivir en lugares muy húmedos o con abundantes lluvias

SÍNTOMAS
- Aturdimiento, mente espesa
- Ausencia de hambre
- Ausencia de sabor, insipidez
- Ausencia de sed
- Boca seca e insípida
- Cansancio
- Cara amarilla oscura y opaca
- En ocasiones, ictericia

- Diarrea o heces pastosas, blandas
- Digestiones lentas y pesadas
- Dolor en el epigastrio – abdomen con sensación de distensión, en especial después de las comidas
- Edema de superficie
- Hinchazón abdominal
- Inapetencia
- Leucorrea clara
- Miembros fríos
- Náuseas y vómitos
- Obesidad
- Opresión en el epigastrio
- Orina escasa o abundantes y claras
- Pesadez de cuerpo, miembros y cabeza
- Sensación de frío en el epigastrio, que mejora con el calor o con ingesta de comidas o bebidas calientes

PULSO
- Lento, profundo, blando, deslizante

LENGUA
- Lengua pálida, hinchada
- Capa blanca, gruesa, seborreica

SÍNDROME: CALOR – HUMEDAD EN EL BAZO – PÁNCREAS (SHI RE XIE PI)
ETIOLOGÍA
- Alteraciones alimentarias: excesiva ingesta de alcohol, lácteos, grasas y/o dulces, refinados, picantes
- Alimentos en malas condiciones, contaminados
- Ataque de Energías Perversas (Calor – humedad exógenos)
- Acumulación de humedad estancada en el Bazo – Páncreas durante largo tiempo que se transforma en calor
- Hepatitis
- 7 pasiones

SÍNTOMAS

- Cara amarillo anaranjado
- Cefaleas
- Diarrea o heces malformadas, pastosas, líquidas, fétidas
- Dolor abdominal no continuo
- Esclerótida amarillo anaranjado
- Eczemas
- Falta de apetito
- Fiebre intermitente que no mejora al sudar
- Forúnculos
- Heces blandas de color amarillento y olor nauseabundo
- Ictericia, en ocasiones
- Náuseas
- Nudo histérico en la garganta
- Obesidad
- Opresión y dolor epigástrica – abdominal con distensión
- Orina en poca cantidad y oscura, incluso rojiza
- Dificultad para orinar
- Pesadez de cabeza, miembros y cuerpo
- Picor y quemazón de piel, ojos, ano
- Piel amarillo anaranjado
- Sabor amargo
- Sed
- Vómitos

PULSO

- Rápido, blando, deslizante

LENGUA

- Lengua roja
- Capa amarilla y seborreica

123

SÍNDROME: ACUMULACIÓN DE TAN – HUMEDAD EN EL BAZO – PÁNCREAS (TAN SHI ZU PI)

ETIOLOGÍA

- Evolución hacia la cronicidad de un vacío de Bazo – Páncreas que estanca la humedad
- Excesiva ingesta de alimentos dulces y fríos
- Habitar en un lugar de mucha humedad exógena

SÍNTOMAS

- Acumulación de gases
- Celulitis
- Edema
- Hinchazón abdominal
- Mucosidad abundante
- Obesidad
- Sialorrea
- Dependiendo de dónde ascienda el *Tan-* humedad:
- P: tos con mucha acumulación de mucosidad, asma, bronquitis
- C: estados maniaco – depresivos
- MC: epilepsia
- Cabeza: vértigo, mareo, obstrucción oídos, nariz, etc.

PULSO

- Deslizante

LENGUA

- Lengua
- Capa blanca y espesa

SÍNDROME: HUNDIMIENTO DEL QI CENTRAL (HUNDIMIENTO DE QI DEL BAZO - PÁNCREAS). ZHONG QI XIA XIAN

ETIOLOGÍA

- Evolución de un vacío de Qi de Bazo- Páncreas
- Evolución de un vacío de Yang de Bazo – Páncreas
- Diarreas crónicas y prolongadas
- Fatiga excesiva y duradera

SÍNTOMAS

- Anemia
- Anorexia
- Astenia, fatiga, agotamiento
- Cara pálida
- Debilidad de los 4 miembros
- Deslumbramiento
- Deseos frecuentes de defecar
- Disnea
- Distensión abdominal post – prandial
- Heces pastosas o diarrea crónica
- Hemorroides
- Incontinencia urinaria
- Laxitud ligamentaria
- Mareo
- Náuseas
- Orina turbia
- Deseos de orinar constantemente
- Pérdida de peso
- Prolapso rectal
- Ptosis (renal, estómago, intestinos, útero, etc.)
- Sudoración espontánea
- Tendencia a las hemorragias
- Vértigo
- Voz débil

PULSO

- Débil, vacío

LENGUA

- Lengua normal o pálida
- Capa blanca.
- Hinchada y con marcas de dientes (en casos crónicos)

ZANG – FU: CORAZÓN (C) - *XIN*
SÍNDROME: VACÍO DE QI DE CORAZÓN *(XIN QI XU)*

ETIOLOGÍA

- Alteraciones alimentarias: exceso alimentos fríos
- Enfermedades agudas que debilitan el metabolismo en general
- Enfermedad de larga duración
- Estrés
- Hemorragias
- Herencia genética
- Insuficiencia de Qi de Bazo – Páncreas
- Insuficiencia de Yang de Riñón
- La vejez que provoca debilidad de los Zang – Fu
- 7 pasiones (tristeza prolongada)

SÍNTOMAS

- Astenia
- Cara pálida
- Disnea al esfuerzo
- Insomnio
- Mejora con el descanso
- Opresión de tórax
- Palpitaciones que empeoran con el esfuerzo
- Precordialgia
- Respiración corta
- Sudoración espontánea
- Tristeza

PULSO

- Vacío, débil, fino

LENGUA

- Lengua normal o pálida
- Capa blanca y suave

SÍNDROME: VACÍO DE YIN DE CORAZÓN *(XIN YIN XU)*

ETIOLOGÍA

- Alteraciones alimentarias: exceso de ingesta de alimentos de naturaleza caliente, así como de sal
- Antibióticos
- Ataque de calor extremo exógeno
- Causas psicoemocionales (7 pasiones)
- Enfermedades crónicas que lesionan el Yin – Xue
- Enfermedades largas que cursan con fiebre y que dañan el Yin
- Hemorragias
- Insuficiencia en la producción de sangre
- Sudoración abundante
- Trabajo nocturno y descansar poco

SÍNTOMAS

- Agitación mental, inquietud
- Ansiedad
- Arritmias
- Asustadizo
- Boca seca
- Calor en la cara
- Calor en los 5 huecos
- Cara roja o pómulos rojos
- Empeora con el calor
- Espermatorrea
- Febrícula vespertina
- Garganta seca
- Insomnio de primera hora con despertares frecuentes
- Irritabilidad
- Miedo
- Nerviosismo
- Palpitaciones que se agravan en momentos de reposo o ante situaciones de estrés
- Pérdida de memoria

- Pómulos rojos
- Precordialgias
- Taquicardias
- Sofocaciones
- Sudoración nocturna
- Sueño superficial y con abundantes sueños
- Temor al calor
- Vértigo

PULSO
- Rápido, profundo, fino

LENGUA
- Lengua roja, en especial en la punta y acompañado en ocasiones de una grieta en dicha punta
- Sin capa o capa fina, y poca saliva

SÍNDROME: VACÍO DE YANG DE CORAZÓN (XIN YANG XU)
ETIOLOGÍA
- Alteraciones alimentarias: excesivo ingesta de alimentos ´de naturaleza fría
- Enfermedad aguda que lesiona el Yang
- Enfermedades prolongadas
- Estrés
- Evolución de vacío de Qi de Corazón
- Hemorragias
- Herencia genética
- Insuficiencia cardiaca
- La vejez que debilita los Zang – Fu
- 7 pasiones (tristeza prolongada)
- Shock
- Vacío de Yang de Riñón

SÍNTOMAS
- Alteraciones psicoemocionales
- Astenia, cansancio

- Aversión al frío
- Cara pálida y opaca
- Disnea al menor esfuerzo
- Empeora con el frío
- Escalofríos, sensación de frío y frío en los 4 miembros
- Insomnio
- Labios cianóticos
- Lentitud de reflejos
- Miedo
- Opresión de tórax
- Palpitaciones
- Precordialgias
- Respiración corta
- Se duerme y se despierta con taquicardias y palpitaciones
- Al incorporarse y andar se equilibra
- Sudoración espontánea

PULSO
- Lento, profundo, fino, sin fuerza, débil

LENGUA
- Lengua pálida o purpúrea, hinchada
- Capa blanca y húmeda

SÍNDROME: VACÍO DE XUE DE CORAZÓN *(XIN XUE XU)*
ETIOLOGÍA
- Alteraciones alimentarias: exceso de alimentos de naturaleza fría, ayunos demasiado prolongados según su terreno
- Causas psicoemocionales (7 pasiones)
- Fuego de Hígado
- Hemorragias
- Insuficiencia de Qi de Bazo – Páncreas que provoca *Tan* – Fuego
- Insuficiente producción de sangre
- Insuficiencia de Yin de Hígado

SÍNTOMAS
- Agitación
- Amenorrea
- Amnesia
- Angustia y ansiedad
- Astenia
- Asustadizo
- Cara pálida y sin brillo
- Deslumbramiento
- Inseguridad
- Insomnio de primera hora
- Labios pálidos
- Oligomenorrea
- Mareo
- Palpitaciones en reposo y de noche
- Pérdida de memoria
- Precordialgia
- Se sobresalta con facilidad
- Sueño abundantes y de forma agitada
- Vértigo

PULSO
- Débil, fino

LENGUA
- Lengua pálida, algo apergaminada
- Capa suave, ligeramente seca

SÍNDROME: EXCESO DE FUEGO DE CORAZÓN *(XIN HUO KANG SHEN)*
ETIOLOGÍA
- Ataque de calor exógeno
- Calor endógeno
- Desequilibrios de elementos: Vacío Yin R + Exceso Yang H
- Enfermedades crónicas que consumen el Yin

- Estancamiento que provoca Fuego
- Excesivo ingesta de alimentos picantes, alcohol, medicamentos de naturaleza caliente, tabaco
- 7 pasiones

SÍNTOMAS
- Aftas en la boca y lengua
- Agitación mental y física
- Angustia, ansiedad
- Boca amarga y seca
- Cara roja
- Delirio
- Epistaxis, Hemoptisis
- Estreñimiento o heces secas
- Hinchazón de la piel
- Hiperemotividad
- Insomnio de segunda hora
- Irritabilidad
- Manías
- Nerviosismo
- Palpitaciones que empeoran con el estrés
- Rubor
- Orina oscura y poca cantidad, a veces dolorosas y con ardor.
- En ocasiones, hematuria
- Picores
- Sed, con deseo de bebidas frías
- Úlceras en la boca

PULSO
- Rápido, fuerte, lleno

LENGUA
- Lengua roja oscura, en especial en la punta, con muchos puntos rojos. En ocasiones, hay una grieta en la zona del C
- Capa amarilla

SÍNDROME: EL TAN PERTURBA EL ORIFICIO PURO. EL TAN PERTURBA EL SHEN DEL CORAZÓN.

(TAN MI XIN QIAO)

ETIOLOGÍA

- Alteraciones alimentarias: excesiva ingesta de alimentos dulces, refinados, lácteos y grasos
- Alteración de la función de Transporte – Transformación del Bazo – Estómago
- Alteraciones psicoemocionales (7 pasiones)
- Ataque de Energía Perversa Externa (Humedad)
- Estancamiento de Qi de Hígado que produce *Tan*

SÍNTOMAS

- Apoplejía
- Aturdimiento, pudiendo llegar al desmayo
- Cara oscura
- Comportamiento incoherente
- Confusión mental
- Convulsiones
- Depresión
- Esquizofrenia
- Hablan solos y dicen palabras incoherentes
- Locura calmada (Yin)
- Melancolía
- Mirada fija y/o perdida
- Náuseas
- Opresión de tórax
- Picor de garganta
- Poca expresividad
- Sabor amargo
- Somnolencia
- Susceptible
- Vómitos

PULSO
- Deslizante

LENGUA
- Lengua hinchada y gruesa
- Capa blanca y seborreica

SÍNDROME: EL TAN – FUEGO PERTURBA EL SHEN DEL CORAZÓN (YAN HUO RAO XIN)

ETIOLOGÍA
- Acumulación de *Tan* – humedad prolongada
- Alteraciones alimentarias: excesiva ingesta de alimentos dulces, refinados, lácteos y grasos
- Alteración de la función de Transporte – Transformación del Bazo – Estómago
- Alteraciones psicoemocionales (7 pasiones)
- Ataque de Energía Perversa Externa (Humedad)
- Calor perverso ataca al Maestro Corazón y Corazón
- Estancamiento de Qi de Hígado que produce *Tan*
- Estasis de Qi de Hígado prolongado

SÍNTOMAS
- Agitación mental y física
- Alternancia de llanto y risa incontrolada sin motivo
- Boca amarga
- Calurosos
- Cara roja y ojos congestionados
- Epilepsia
- Estreñimiento
- Hablan solos e incoherentemente
- Impulsibilidad
- Insomnio
- Insultos, gritos
- Locura agitada (Yang)
- Manías

- Opresión de tórax
- Orina oscura, en ocasiones rojiza
- Palpitaciones
- Pesadillas o sueños agitados
- Sed
- Sudoración
- Susceptibilidad
- Tendencia a pelearse, o golpear a los demás
- Vértigo
- Violentos, tendencia a la agresión

PULSO

- Rápido y deslizante

LENGUA

- Lengua roja e hinchada. Puede tener una grieta en la zona del Corazón (C)
- Capa amarilla y espesa, seborreica

ZANG – FU: INTESTINO DELGADO (ID) - XIAO CHANG
SÍNDROME: FRÍO – VACÍO EN EL INTESTINO DELGADO
(XIA CHANG HAN HU)

ETIOLOGÍA

- Alteraciones alimentarias: excesiva ingesta de alimentos de naturaleza fría
- Alteraciones climatológicas
- Ataque de Energías Perversas Exógenas

SÍNTOMAS

- Acumulación de gases con ruidos intestinales
- Astenia
- Borborigmos intestinales
- Cansancio
- Cara pálida
- Diarrea o heces pastosas

- Dolor en el abdomen que mejora con la presión y con la aplicación de calor
- Empeora con el frío
- Miembros fríos
- Orinas abundantes, claras y muy frecuentes
- En ocasiones, la micción es dolorosa
- Reflejos ralentizados
- Sed, con deseo de bebidas tibias o calientes
- Sudoración espontánea
- Temor al frío

PULSO
- Lento, profundo y fino – débil

LENGUA
- Lengua pálida e hinchada
- Capa delgada y blanca

SÍNDROME: CALOR – PLENITUD EN EL INTESTINO DELGADO (XIAO CHANG SHI RE)

ETIOLOGÍA
- Acumulación de calor – humedad en el Recalentador Inferior
- Alteraciones alimentarias
- Alteraciones climáticas
- Exceso Fuego de Corazón que perturba la función del ID
- Infecciones por bacterias
- 7 pasiones

SÍNTOMAS
- Aftas
- Agitación
- Ansiedad
- Cara roja
- Diarrea, en ocasiones
- Dolor en el abdomen e hinchazón que mejora al evacua los gases retenidos

- Dolor en la zona lumbar por irradiación del dolor abdominal
- Dolor en los testículos
- Escalofríos
- Fiebre
- Hematuria, en ocasiones
- Insomnio
- Micción dolorosa, con ardor y escasa
- nerviosismo
- Orina oscura y en poca cantidad
- Retracción de los testículos
- Sed
- Sensación de ardor en la uretra
- Úlceras en la boca

PULSO
- Rápido y deslizante

LENGUA
- Lengua roja con la punta roja
- Capa amarilla y seborreica

ZANG – FU: LA VEGIGA (V) - PANG GUANG
SÍNDROME: ACUMULACIÓN DE CALOR – HUMEDAD EN LA VEJIGA (PANG GUANG SHI RE)

ETIOLOGÍA
- Alteraciones alimentarias: excesiva ingesta de lácteos, azúcar, refinados, grasa
- Ataque de calor – humedad exógeno
- Excesiva exposición al sol sobre la espalda en lugares húmedos
- Exceso de Yang en el Recalentador Inferior

SÍNTOMAS
- Ardor al orinar
- Arenilla en la orina
- Cistitis aguda

- Dolor en la zona lumbar
- Sed
- Fiebre, en ocasiones
- Hematuria, en ocasiones
- Micción dolorosa, ardiente, imperiosa
- Orinas frecuentes, escasas y oscuras – turbias
- Hematuria, en ocasiones, así como arenilla
- Sensación de hinchazón – distensión en el hipocondrio
- Urgencia miccional

PULSO
- Rápido, deslizante y algo tenso

LENGUA
- Lengua roja
- Capa amarilla y seborreica

ZANG – FU: RIÑÓN (R) - SHEN
SÍNDROME: VACÍO DE YIN DE RIÑÓN (SHEN YIN XU)

ETIOLOGÍA
- Alteraciones alimentarias: excesivo consumo de alimentos de naturaleza caliente
- Debilidad constitucional
- Enfermedades crónicas, hemorragias
- Estrés muy prolongado
- Excesiva actividad sexual
- Miedo prolongado
- Vejez

SÍNTOMAS
- Actividad intelectual disminuida, senilidad a corta edad
- Acúfenos, pérdida de capacidad auditiva o sordera
- Amenorrea o oligomenorrea
- Alteraciones óseas y dolor de huesos
- Astenia sexual
- Atrofia muscular, y en especial de los miembros inferiores

- Boca seca, y en especial de noche, garganta y piel seca
- Calor en los 5 huecos, sofocaciones, pómulos rojos
- Caluroso
- Cierre tardío de las fontanelas
- Debilidad y dolor en rodillas y lumbares
- Diarrea matinal
- Escasez de semen o poca calidad (hombre), azoospermia
- Estreñimiento o heces secas
- Erección fácil
- Espermatorrea, eyaculación precoz, poluciones nocturnas
- Esterilidad
- Estreñimiento
- Febrícula
- Goteo postmiccional y/o incontinencia urinaria
- Hemorragia uterina
- Insomnio con sueños abundantes
- Lentitud en el crecimiento y desarrollo psicomotriz, y en los caracteres sexuales
- Movimientos torpes
- Necesidad de beber mucha agua
- Ojeras oscuras
- Orinas oscuras y escasas, enuresis
- Pérdida de memoria
- Pérdida de peso
- Sed
- Pómulos rojos
- Sudoración nocturna
- Vértigo

PULSO
- Rápido y fino

LENGUA
- Lengua roja y seca, deshidratada
- Con poca capa o sin capa

SÍNDROME: VACÍO DE YANG DE RIÑÓN (*SHENG YANG SHU*)

ETIOLOGÍA

- Agotamiento intelectual y/o físico
- Alteraciones alimentarias: excesiva ingesta de alimentos de naturaleza fría
- Embarazos repetitivos y con poco tiempo de recuperación
- Enfermedades crónicas
- Excesiva actividad sexual
- Excesiva preocupación, estrés, miedo
- Vacío constitucional de Yang
- Vejez

SÍNTOMAS

- Acúfenos, pérdida de capacidad auditiva o sordera
- Astenia física y mental, cansancio generalizado
- Astenia sexual
- Cara pálida u oscura
- Debilidad en piernas
- Depresivo
- Diarreas crónicas o matutinas
- Puede que no exista diarrea pero si heces malformadas con alimentos sin digerir
- Disnea
- Debilidad y dolor sordo en rodillas y lumbares con sensación de frío. Mejora con la aplicación de calor
- Edema con signo de fobia positiva, en especial en los miembros inferiores, es decir, los tobillos
- Enuresis, incontinencia urinaria
- Esterilidad, falta de libido
- Eyaculación precoz, impotencia
- Frigidez
- Hinchazón de cuerpo
- Menstruaciones retrasadas y con coágulos
- Miembros fríos, especialmente los pies
- Ojeras debajo de los ojos e hinchadas

- Orinas claras, frecuentes y abundantes; nicturia
- Palpitaciones
- Poco apetito
- Prolapso de útero
- Sensación de frío general, con temor al frío; pies fríos
- Sensación marcada de frío en la espalda y en especial en la zona lumbar
- Tendencia a los abortos
- Tos
- Vértigo

PULSO
- Lento, profundo y débil

LENGUA
- Lengua pálida, hinchada y húmeda, con marcas de dientes
- Capa blanca, deslizante, como si cayera líquido, acuosa

SÍNDROME: VACÍO DE JING DE RIÑÓN (*SHEN JING BU ZU*)
ETIOLOGÍA
- Alteraciones alimentarias
- Consumo de drogas, así como excesiva ingesta de alcohol
- Embarazos muy seguidos
- Debilidad constitucional
- Enfermedades crónicas
- Excesiva actividad sexual
- Shock muy fuerte
- Vejez

SÍNTOMAS
- Abortos espontáneos
- Actividad intelectual disminuida
- Acúfenos, pérdida de capacidad auditiva o sordera
- Alteraciones óseas, con dolor de huesos
- Amenorrea u oligomenorrea, primera menstruación retrasada

- Astenia mental, física y sexual
- Atrofia muscular, y en especial de los miembros inferiores
- Caída de cabello y/ canas prematuras
- Caída precoz de los dientes
- Cierre tardío de la fontanela
- Debilidad y dolor en rodillas y lumbares
- Desarrollo óseo insuficiente, en niños
- Descarnación de los dientes
- Envejecimiento precoz
- Escasez de semen o poca calidad (hombre), azoospermia
- Esterilidad, falta de libido
- Eyaculación precoz, impotencia
- Huesos blandos, débiles, delgados
- Incontinencia urinaria
- Infecciones de repetición
- Lentitud en el crecimiento y desarrollo psicomotriz, y en los caracteres sexuales
- Los dientes salen muy tarde o con defectos
- Pérdida de memoria
- Pérdida de peso
- Retraso en el crecimiento y desarrollo óseo
- Retraso en el desarrollo mental
- Retraso en la salida de los dientes, primeros pasos, habla
- Senilidad a corta edad
- Torpeza en los movimientos
- Parestesias de los miembros inferiores
- Pérdida de conocimiento
- Vértigo

PULSO
- Profundo y débil

LENGUA
- Lengua roja o rosada, algo pelada
- Capa blanca

SÍNDROME: EL QI DE RIÑÓN NO ES FIRME (*SHEN QI BU GU*)

ETIOLOGÍA

- Derivación del vacío de Qi de Riñón
- Embarazos muy seguidos
- Enfermedades crónicas
- Excesiva actividad sexual
- Excesiva actividad sin descanso suficiente
- Insuficiencia heredada
- Vejez

SÍNTOMAS

- Astenia
- Cansancio físico y mental
- Cara pálida
- Debilidad y/o dolor en lumbares y rodillas
- Diarrea matutina
- Entumecimiento
- Enuresis
- Espermatorrea
- Eyaculación precoz
- Goteo post - miccional
- Incontinencia urinaria
- Lasitud
- Leucorrea blanca y fluida
- Nicturia
- Orinas frecuentes y claras
- Pérdida de capacidad auditiva
- Prolapso de útero
- Respiración corta
- Tendencia al aborto espontáneo

PULSO

- Profundo y débil

LENGUA
- Lengua pálida
- Capa blanca

SÍNDROME: LOS RIÑÓNES NO RECIBEN EL QI (SHEN BU NA QI)

ETIOLOGÍA
- Las mismas causas etiológicas de un vacío de Yang de Riñón
- Enfermedad crónica que afecta al Pulmón
- Exceso de trabajo
- Insuficiencia heredada
- Tos crónica que debilita el Qi de Riñón
- Vacío importante y prolongado de un Vacío de Yang de Riñón

SÍNTOMAS
- Aparte de los síntomas propios de un vacío de Yang de Riñón, podemos resaltar:
- Asma
- Astenia, principalmente mental
- Cansancio
- Cara pálida
- Debilidad y/o dolor en lumbares y rodillas
- Dificultades respiratorias, en especial dificultad en la inspiración
- Edema en la cara
- Entumecimiento
- Extremidades frías
- Incontinencia urinaria al toser
- Orinas frecuentes y claras
- Pérdida de capacidad auditiva
- Prolapso de útero
- Respiración corta que empeora con el esfuerzo
- Inspiración más corta que la espiración
- Sudoración espontánea

- Tos prolongada
- Voz débil

PULSO
- Profundo, débil y algo tenso

LENGUA
- Lengua pálida
- Capa blanca

SÍNDROME: VACÍO DE YANG DE RIÑÓN CON DESBORDAMIENTO DEL AGUA (SHEN YANG XU SHUI FAN)

ETIOLOGÍA
- Agotamiento intelectual y/o físico
- Alteraciones alimentarias: excesiva ingesta de alimentos de naturaleza fría
- Enfermedades crónicas
- Excesiva preocupación, estrés, miedo
- 7 pasiones
- Vacío constitucional de Yang de Riñón
- Vacío crónico de Yang de Bazo y Riñón
- Vejez

SÍNTOMAS
- Aparte de los síntomas propios de un vacío de Yang de Riñón, podemos resaltar:
- Dificultades respiratorias
- Distensión abdominal con sensación de plenitud
- Dolor sordo en la espalda, en especial en la zona lumbar
- Edemas generalizado, pero principalmente en los pies y tobillos
- Frío generalizado, en especial en las rodillas, piernas y zona lumbar
- Opresión de tórax
- Orinas claras y abundantes, en ocasiones anuria
- Palpitaciones

PULSO

- Lento, profundo y débil

LENGUA

- Lengua pálida, hinchada y húmeda, con marcas de dientes
- Capa blanca, deslizante, como si cayera líquido, acuosa

ZANG – FU: VESÍCULA BILIAR (VB) - DAN
SÍNDROME: CALOR EN LA VESÍCULA BILIAR (DAN RE)
ETIOLOGÍA

- Alteraciones provocadas por agentes meteorológicos
- Calor exógeno
- Desequilibrios alimentarios
- Fuego de Hígado

SÍNTOMAS

- Acufenos
- Angustia
- Ansiedad
- Escalofríos
- Fiebre
- Irritabilidad
- Náuseas
- Nerviosismo
- Sabor amargo
- Sequedad de garganta
- Sordera o pérdida de capacidad auditiva
- Sueño agitado
- Vértigo
- Vómitos

PULSO

- Rápido y tenso

LENGUA

- Lengua roja
- Capa amarilla y seborreica

SÍNDROME: CALOR – HUMEDAD EN LA VESÍCULA BILIAR E HÍGADO (*GAN DAN SHI RE*)

ETIOLOGÍA

- Calor – humedad exógenos
- Excesiva ingesta de alcohol
- Excesiva ingesta de comidas grasas, picantes
- Vacío de Bazo – Estómago que se transforma en calor

SÍNTOMAS

- Alteraciones en las deposiciones
- Anorexia
- Boca amarga
- Distensión y dolor en el hipocondrio
- Dolor, calor, rubor y prurito en los testículos
- Eczema en la zona genital, escroto, ingles
- Escalofríos o fiebre alternada de escalofríos
- Flujo amarillo oscuro con olor intenso, en la mujer
- Hematuria
- Herpes en la zona genital
- Hinchazón abdominal
- Ictericia
- Irritabilidad
- Leucorrea amarillenta
- Micción imperiosa y dolorosa
- Náuseas
- Orina escasa y amarillo – rojizo oscuro, turbia
- Prurito vaginal en la mujer y testicular en el hombre
- Sabor amargo
- Sensación de calor
- Vómitos

PULSO

- Rápido, tenso y deslizante

LENGUA
- Lengua roja
- Capa amarilla y seborreica, pegajosa

SÍNDROME: ESTASIS DE QI EN LA VESÍCULA BILIAR QUE SE TRANSFORMA EN TAN – CALOR (*DAN YU TAN RAO*)

ETIOLOGÍA
- Acumulación de calor – *Tan*
- Alteraciones psicoemocionales
- Depresión

SÍNTOMAS
- Acúfenos
- Agitación
- Ansiedad
- Distensión en el hipocondrio
- Insomnio
- Irritabilidad
- Mareo
- Náuseas
- Nerviosismo
- Opresión de tórax, con alivio al suspirar
- Sabor amargo
- Vértigo
- Vómitos amargos

PULSO
- Rápido, tenso, deslizante

LENGUA
- Capa amarilla y seborreica

ZANG – FU: HÍGADO (H) - GAN
SÍNDROME: VACÍO DE XUE DE HÍGADO (GAN XUE XU)
ETIOLOGÍA
- Alteraciones alimentarias: exceso de alimentos fríos o amargos, ayuno demasiado prolongado …
- Enfermedades crónicas
- Estrés
- Hemorragias
- Insuficiencia en la elaboración de sangre por vacío de BP – E
- Insuficiencia de Jing de Riñón o de Yin de Riñón

SÍNTOMAS
- Acúfenos
- Agujetas en los músculos
- Amenorrea u oligomenorrea con sangre pálida
- Alteraciones del sueño
- Caída de cabello o alopecia
- Calambres musculares
- Cansancio
- Cara pálida y sin brillo, apergaminada
- Contracturas musculares con limitación del movimiento articular
- Deslumbramiento
- Dolor costal
- Entumecimiento de los miembros
- Inflamación de los tendones
- Insomnio
- Mareos
- Menstruaciones poco abundantes y sangre pálida
- Ojos secos
- Parestesias musculares
- Pérdida de capacidad visual
- Pérdida de memoria
- Rigidez articular
- Sueños abundantes y agitados

- Temblor de manos, en casos avanzados
- Tics musculares, nerviosos
- Uñas pálidas y que se rompen o abren con facilidad, quebradas
- Vértigo
- Vista borrosa y/o cansada

PULSO
- Filiforme, en cuerda, tenso

LENGUA
- Lengua pálida y capa blanca

SÍNDROME: VACÍO DE YIN DE HÍGADO (*GAN YIN XU*)

ETIOLOGÍA
- Alteraciones alimentarias
- Alteraciones psicoemocionales duraderas
- Enfermedades febriles
- Fuego de Hígado
- Vacío crónico de sangre
- Vacío crónico de Yin de Riñón

SÍNTOMAS
- Acúfenos
- Ansiedad
- Boca seca
- Calor en los 5 huecos
- Ceguera nocturna
- Deslumbramiento
- Dolor ardiente en el hipocondrio
- Febrícula vespertina
- Fotofobia
- Garganta seca
- Irritabilidad
- Pómulos rojos

- Sequedad de ojos, con sensación de tener arenilla
- Sofocaciones
- Sudoración nocturna
- Temblor de manos
- Tics musculares – nerviosos
- Vértigo
- Vista borrosa

PULSO
- Rápido, fino y tenso

LENGUA
- Lengua rojiza
- Sin capa o poca capa

SÍNDROME: EXCESO DE YANG DE HÍGADO (*GAN YANG SHANG KANG*)

ETIOLOGÍA
- Insuficiencia de Yin de Hígado y/o Riñón
- 7 pasiones que producen estasis de Qi de Hígado que se transforma en Fuego

SÍNTOMAS
- Acúfenos
- Boca amarga y seca
- Cara roja
- Debilidad en las lumbares y rodillas
- Dolor de cabeza, principalmente en el vertex
- Dolor en el hipocondrio
- Dolor en las lumbares y rodillas
- Espasmos musculares y en ocasiones temblores
- Estreñimiento
- Explosiones de cólera
- Gritos de enfado
- Hipertensión arterial

- Impaciencia
- Insomnio
- Irritabilidad
- Mareos
- Ojos rojos y congestionados
- Oleada de calor que sube a la cabeza
- Orina oscura y de fuerte olor
- Otitis, en ocasiones
- Palpitaciones
- Pérdida de memoria
- Pesadez y sensación de hinchazón de cabeza
- Sordera, en casos avanzados
- Sueños abundantes y agitados, incluso pesadillas
- Vértigo

PULSO
- Rápido, tenso y fino o rápido, tenso y algo fuerte

LENGUA
- Lengua roja, principalmente en los laterales
- Capa amarilla

SÍNDROME: FRÍO EN EL MERIDIANO DEL HÍGADO QUE OBSTRUYE SU MERIDIANO (*GAN HAN*)

ETIOLOGÍA
- Ataque de Energías Perversas Exógenas
- Vacío de Yang de Riñón

SÍNTOMAS
- Ánimo decaído
- Cobardía
- Depresión
- Dolor e hinchazón del abdomen
- Dolor y distensión de los testículos con dolor
- Extremidades frías

- Retracción del escroto con dolor
- Empeora con el frío y mejora con el calor
- Sensación de frío general
- Sensación de pesadez
- Temor al frío
- Temor a las relaciones

PULSO
- Profundo, lento, tenso y algo débil

LENGUA
- Lengua pálida
- Capa blanca y húmeda

SÍNDROME: FUEGO DE HÍGADO (*GAN JUO SHAN YAN*)

ETIOLOGÍA
- Ataque de calor – humedad exógeno
- Estancamiento de Qi de Hígado duradero
- Excesiva ingesta alimentos calientes, alcohol, tabaco, grasas y picantes
- Exceso de Yang de Hígado
- 7 pasiones

SÍNTOMAS
- Acúfenos
- Agresividad y agitación
- Boca amarga y seca
- Cara roja
- Cólera fácil
- Dolor de cabeza muy agudo con sensación de hinchazón
- Dolor en el hipocondrio
- Dolor de oído
- Epistaxis
- Estreñimiento o heces secas
- Insomnio

- Irritabilidad
- Mareo
- Pérdida de la capacidad auditiva
- Ojos rojos, dolorosos y congestionados, llenos de sangre
- Opresión en la cabeza
- Orina escasa y oscura
- Otitis muy dolorosas, y en ocasiones purulentas
- Pesadillas
- Sed
- Sensación de calor en el hipocondrio
- Sueño agitado
- Vértigo
- Vómitos
- En ocasiones, incluso puede vomitar sangre

PULSO
- Rápido, en cuerda, tenso

LENGUA
- Lengua roja
- Capa amarilla pero en poca cantidad

SÍNDROME: ESTASIS DE QI DE HÍGADO (*GAN QI YU JIE*)

ETIOLOGÍA
- Excesivo consumo de alimentos ácidos o grasos
- 7 pasiones: Cólera, depresión, frustración, melancolía, rabia, represalias, resentimiento, sentimiento de venganza y represalias, shock …

SÍNTOMAS
- Alteraciones menstruales: amenorrea, oligomenorrea, dolorosas, irregulares, síndrome premenstrual muy marcado, etc.
- Anorexia
- Ansiedad
- Bocio y/o bolo histérico (sensación de bola en la garganta)
- Borborigmos

- Depresión
- Diarrea
- Dolor y distensión abdominal y/o epigástrico
- Dolor errático
- Dolor en el hipocondrio
- Eructos
- Fibroma uterino, miomas
- Hinchazón de pechos antes de la menstruación acompañado de dolor
- Hipo
- Impaciencia
- Impotencia, en ocasiones
- Irritabilidad
- Masas fijas o móviles en el vientre
- Náuseas
- Opresión de tórax
- Quistes en la piel
- Tensión premenstrual
- Quistes de ovario
- Quistes de pecho
- Regurgitación ácida
- Sentimiento de infelicidad
- Susceptibilidad
- Suspiros frecuentes
- Los síntomas mejoran al suspirar
- Vómitos

PULSO

- Tenso

LENGUA

- Lengua ligeramente roja o normal, con los bordes laterales más rojos o de color violáceo
- Capa blanca y fina

SÍNDROME: ESTASIS DE XUE DE HÍGADO

ETIOLOGÍA

- Ataque de frío
- Evolución de estasis de Qi de Hígado

SÍNTOMAS

- Alteraciones menstruales: amenorrea, oligomenorrea, muy dolorosas, irregulares, etc.
- Anorexia
- Bocio
- Bolo histérico
- Coágulos en la sangre de la menstruación
- Depresión
- Diarrea
- Dolor y distensión abdominal
- Dolor epigástrico
- Dolor en el hipocondrio
- Eructos
- Fibroma uterino
- Hinchazón de pechos antes de la menstruación
- Impaciencia
- Impotencia, en ocasiones
- Irritabilidad
- Labios cianóticos
- Masas fijas o móviles en el vientre
- Náuseas o vómitos
- Opresión de tórax
- Quistes en la piel
- Tensión premenstrual
- Quistes de ovario
- Quistes de pecho
- Rechaza la palpación
- Regurgitación ácida
- Suspiros frecuentes

PULSO
- Profundo y tenso

LENGUA
- Lengua cianótica, púrpura
- Capa blanca deslizante

SÍNDROME: VIENTO ENDÓGENO DE HÍGADO (GAN FENG NEI DONG)

ETIOLOGÍA
- Ataque de calor extremo exógeno
- Ataque de viento exógeno (Golpe de Viento)
- Exceso de Yang de Hígado
- Vacío de Xue de Hígado
- Vacío de Yin de Riñón – Hígado

SÍNTOMAS
GENERALES
- Acúfenos
- Cefalea con dolor pulsátil
- Desmayo
- Desviación de la comisura de la lengua, en casos graves
- Entumecimiento de las extremidades
- Espasmos o parálisis, en casos graves
- Mareo
- Rigidez de cuello
- Temblores
- Tics musculares – nerviosos
- Vértigo severos

SÍNTOMAS
- Exceso de calor
- Invade el H
- Agitación mental
- Convulsiones

- Delirio, y en casos graves coma
- Fiebre
- Hipertermia, fiebre alta
- Meningitis
- opistótonos
- Pérdida de conocimiento
- Retracción ocular
- Rigidez de nuca
- Sarampión
- Sed intensa
- Temblores de extremidades
- Vista desviada hacia arriba
- Pulso rápido, tenso y fuerte
- Lengua roja oscura, rígida, con puntitos, y capa amarilla

SÍNTOMAS

Exceso Yang H

- Mirar los síntomas de Exceso de Yang de Hígado.
- Entumecimiento extremidades
- Convulsiones, en ocasiones
- Desequilibrio importante causado por las 7 pasiones
- Desviación de la boca
- Dificultad para hablar
- Dolor agudo en la cabeza
- Entumecimiento de las extremidades
- Espasmos musculares
- Hemiplejía, en casos graves
- Sensación de caída
- Mareo
- Temblor de las extremidades
- Tendencia a los hematomas
- Pasos inseguros con inestabilidad a la hora de andar
- Pérdida de conocimiento
- Rigidez de nuca

- Sensación de pérdida del equilibrio
- Vértigo
- Pulso tenso y fuerte
- Lengua roja, puede que algo desviada, con capa blanquecina – amarillenta y seborreica

SÍNTOMAS

Golpe de viento

- Accidente cerebro – vascular
- Apoplejía
- Coma, en caso extremo
- Desviación de la comisura de la boca
- Desviación de los ojos
- Dificultad para caminar
- Dificultad en el habla
- Hemiplejía
- Inconsciencia
- Lengua rígida
- Parálisis facial
- Pérdida de conocimiento
- Síncope
- Lengua desviada y rígida

SÍNTOMAS

Vacío de Xue

Mirar los síntomas de Vacío de Xue de Hígado ...

- Acúfenos
- Articulaciones contracturadas con limitación de movimiento
- Calambres bruscos
- Cara pálida
- Entumecimiento muscular de las extremidades
- Espasmos musculares
- Hormigueos en las extremidades
- Parestesias de los miembros
- Parkinson

- Pérdida de capacidad visual
- Temblor manos y pies
- Tics musculares
- Uñas descoloridas
- Vértigo
- Pulso tenso y fino
- Lengua pálida y temblorosa, puede que algo desviada, con capa blanca

SÍNTOMAS

Vacío de Yin

Mirar los síntomas de Vacío de Yin de Hígado ...

- Boca seca
- Calor en los 5 huecos
- Espasmos musculares, en especial en las extremidades
- Febrícula
- Garganta seca
- Hormigueos
- Manos y pies tiemblan y se agitan por movimientos breves
- Movimientos involuntarios de las extremidades
- Tics musculares
- Vértigo
- Pulso rápido, tenso y fino
- Lengua roja, temblorosa y seca

PULSO

- General
- Tenso, en cuerda

LENGUA

- General
- Lengua roja

ZANG – FU: MIXTO
SÍNDROME: RUPTURA DE CORAZÓN – RIÑÓN
(XIN SHEN BU JIAO)

ETIOLOGÍA

- Vacío de Yin de Riñón y un exceso de Fuego de Corazón
- Ataque de Energías Perversas Exógenas
- Enfermedades crónicas
- Exceso de trabajo
- 7 pasiones

SÍNTOMAS

Aparte de los síntomas propios de un vacío de Yin de Riñón y un exceso de Fuego de Corazón, podemos resaltar:

- Acúfenos
- Agitación
- Ansiedad
- Calor en los 5 huecos
- Dolor y/o en la zona lumbar y rodillas
- Espermatorrea
- Euforia
- Excitación de la libido
- Hipertensión arterial
- Insomnio
- Nerviosismo
- Palpitaciones
- Pérdida de memoria
- Sequedad de boca
- Sequedad de garganta
- Sudoración nocturna
- Vértigo

PULSO

- Rápido y fino

LENGUA

- Lengua roja y seca
- Poca capa

SÍNDROME: DESARMONÍA DE HÍGADO – BAZO

(*GAN PI BE HE*)

ETIOLOGÍA

- Agresión de la Madera a la Tierra
- Alteraciones alimentarias
- 7 pasiones (alteraciones psicoemocionales)

SÍNTOMAS

- Acumulación de gases
- Alteraciones menstruales, en ocasiones
- Anorexia
- Ansiedad
- Borborigmo intestinal que mejora al eliminar los gases
- Calambres en el estómago o en el abdomen
- Cólicos intestinales que se alivian después de defecar o eliminar los gases
- Depresión
- Distensión de tórax
- Dolores erráticos
- Heces pastosas o diarrea
- Hinchazón de abdomen, acompañado de dolor
- Impaciencia
- Irritabilidad
- Mejora al suspirar
- Nerviosismo
- Nudo en el abdomen
- Shen alterado
- Suspiros frecuentes

PULSO

- Tenso

LENGUA

- Capa blanca y seborreica

SÍNDROME: DESARMONÍA DE HÍGADO – ESTÓMAGO
(*GAN WEI BU HE*)

ETIOLOGÍA

- Agresión de la Madera a la Tierra
- El Fuego de Hígado provocado por un estancamiento agrede al Estómago
- 7 pasiones

SÍNTOMAS

- Acumulación de gases
- Ansiedad
- Ardor de estómago
- Cara roja
- Dolor de estómago
- Eructos
- Gastritis o úlcera gastroduodenal
- Hipo
- Insomnio
- Irritabilidad
- Nerviosismo
- Nudo en el estómago
- Ojos congestionados
- Regurgitación ácida
- Sed
- Sensación de plenitud en el estómago
- Vértigo

PULSO

- Rápido y tenso

LENGUA

- Lengua roja
- Capa amarilla y fina

SÍNDROME: VACÍO DE QI DE PULMÓN – CORAZÓN

(*XIN FEI QI FU*)

ETIOLOGÍA

- Asma crónica
- Debilidad del *Terreno*
- Exceso de trabajo con falta de descanso suficiente
- Tos
- Vejez

SÍNTOMAS

Aparte de los síntomas propios de un vacío de Qi de Corazón y un vacío de Qi de Pulmón, podemos resaltar:

- Asma
- Astenia mental y física
- Cara pálida
- Disnea
- Empeora con el esfuerzo y el movimiento
- Expectoración de mucosidad blanca y abundante
- Opresión de tórax
- Palpitaciones
- Respiración débil
- Sudoración espontánea
- *Tan* claro y fluido
- Tos
- Vértigo
- Voz débil

PULSO

- Profundo, débil, irregular

LENGUA

- Lengua pálida
- Capa blanca

SÍNDROME: VACÍO DE QI DE BAZO – PULMÓN (*FEI PI QI XU*)
ETIOLOGÍA
- Alteraciones alimentarias
- Exceso de trabajo que poco descanso
- Tos asmática crónica

SÍNTOMAS

Aparte de los síntomas propios de un vacío de Qi de Bazo y un vacío de Qi de Pulmón, podemos resaltar:

- Ahogos
- Anorexia
- Astenia
- Cara pálida
- Diarrea crónica, y en especial al amanecer; o heces pastosas, malformadas
- Dificultad respiratoria
- Digestiones lentas
- Distensión abdominal
- Dolor en la zona lumbar y rodillas
- Edemas, principalmente en la cara y tobillos
- Flema blanca, fluida y bastante cantidad
- Frío en los 4 miembros
- Frío en las lumbares y rodillas
- Hinchazón abdominal
- Micción difícil
- Pocas ganas de hablar
- Temor al frío
- Tos crónica
- Voz débil

PULSO
- Profundo y fino

LENGUA
- Lengua pálida e hinchada
- Capa blanca y humedecida

SÍNDROME: VACÍO DE CORAZÓN – BAZO (*XIN PI LING XU*)

ETIOLOGÍA

Vacío de Xue de Corazón con vacío de Qi de Bazo, con las causas que pueden provocar cada síndrome tales como:

- Alteraciones alimentarias
- Enfermedades de larga duración
- Exceso de trabajo
- Tendencia a las hemorragias

SÍNTOMAS

Aparte de los síntomas propios de un vacío de Xue de Corazón y un vacío de Qi de Bazo, podemos resaltar:

- Anorexia
- Astenia mental y física
- Ausencia de menstruación o oligomenorrea con sangre pálida
- Cansancio físico
- Cara pálida y mate
- Heces pastosas o diarrea
- Hematomas al mínimo roce o golpe
- Hemorragias
- Hinchazón abdominal
- Labios pálidos
- Insomnio
- Palpitaciones
- Pérdida de memoria
- Sangre de color pálido
- Sueños abundantes
- Vértigo

PULSO

- Pulso fino, débil

LENGUA

- Lengua pálida
- Capa blanca

SÍNDROME: VACÍO DE XUE DE HÍGADO – CORAZÓN (XIN GAN XUE XU)

ETIOLOGÍA:

- Alteración en la función de Transporte – Transformación del Bazo – Estómago
- Enfermedades de larga duración
- Exceso de reflexión
- Hemorragias

SÍNTOMAS

Aparte de los síntomas propios de un vacío de Xue de Hígado y un vacío de Xue de Corazón, podemos resaltar

- Acúfenos
- Ausencia de menstruación o oligomenorrea
- Cara pálida y sin brillo
- Convulsiones
- Entumecimiento
- Insomnio
- Moscas volantes
- Ojos resecos, terrosos
- Palpitaciones
- Parestesias de los 4 miembros
- Pérdida de memoria
- Sueños abundantes y de forma agitada
- Temblores
- Uñas pálidas que se rompen solas o con facilidad
- Vértigo
- Visión borrosa
- Visión de manchas

PULSO

- Fino, débil

LENGUA

- Lengua pálida
- Capa blanquecina y fina

SÍNDROME: VACÍO DE YIN DE PULMÓN – RIÑÓN

(FEI SHEN LIANG XU)

ETIOLOGÍA

- Debilidad general
- Enfermedades de larga duración
- Exceso de actividad sexual
- Tos crónica
- Vejez

SÍNTOMAS

Aparte de los síntomas propios de un vacío de Yin de Riñón y un vacío de Pulmón, podemos resaltar:

- Alteraciones en la menstruación
- Alteraciones de la piel
- Alteraciones respiratorias
- Afonía
- Asma
- Astenia, cansancio
- Ausencia de flema o con poco flema
- En ocasiones, puede ser sanguinolento
- Boca y garganta seca
- Calor en los 5 huecos
- Dolor y/o debilidad en las lumbares y rodillas
- Espermatorrea
- Fiebre vespertina
- Pérdida de peso
- Pómulos rojos
- Sudoración nocturna
- Tos seca, no productiva
- Voz ronca

PULSO

- Rápido y fino

LENGUA

- Lengua roja
- Capa escasa o ausencia de ella

SÍNDROME: VACÍO DE YIN DE HÍGADO – RIÑÓN (GAN SHEN YIN XU)

ETIOLOGÍA

- Alteraciones alimentarias
- Alteraciones psicoemocionales (7 pasiones)
- Debilidad constitucional
- Enfermedades crónicas
- Enfermedades febriles
- Excesiva actividad sexual
- Fuego de Hígado
- Vacío crónico de sangre
- Vacío crónico de Yin de Riñón para el vacío de Yin de Hígado
- Vejez

SÍNTOMAS

Aparte de los síntomas propios de un vacío de Yin de Hígado y un vacío de Yin de Riñón, podemos resaltar:

- Acúfenos
- Boca seca al igual que la garganta
- Calor en los 5 huecos
- Debilidad de rodillas y de la zona lumbar, en ocasiones acompañado de dolor sordo
- Deslumbramiento
- Espermatorrea
- Estreñimiento o heces secas
- Insomnio
- Orinas escasas y/o oscuras
- Pérdida de memoria
- Pómulos rojos
- Sofocaciones
- Sudoración nocturna
- Sueños abundantes
- Sueño agitado
- Vértigo

PULSO
- Rápido y débil

LENGUA
- Lengua roja
- Poca capa o ausencia de capa

SÍNDROME: VACÍO DE YANG DE BAZO – RIÑÓN

ETIOLOGÍA
- Ataque de agentes climatológicos como energías perversas exógenas (frío – humedad)
- Diarreas crónicas
- Enfermedades crónicas
- Evolución de un vacío de Yang de Bazo

SÍNTOMAS

Aparte de los síntomas propios de un vacío de Yang de Bazo y un vacío de Yang de Riñón, podemos resaltar:
- Cara y labios pálidos
- Debilidad en la rodillas y en la zona lumbar, en ocasiones acompañado de dolor sordo
- Heces con alimentos sin digerir o diarrea líquidas, e incluso diarreas crónicas
- En ocasiones, diarreas matinales e incontinencia
- Dolor con sensación de frío en la zona abdominal y en las lumbares y rodillas
- Edema en la cara y en los miembros
- Mejora con la aplicación de calor externo
- Mejora con la ingesta de bebidas o comidas calientes
- Orinas abundantes y claras
- Retención de líquidos
- Sensación de frío generalizado
- Temor al frío
- En casos graves y evolucionados, ascitis

PULSO
- Pulso lento, profundo y débil – fino

LENGUA
- Lengua pálida, hinchada con marcas de dientes
- Capa blanca y seborreica

SÍNDROME: FUEGO DE HÍGADO AGREDE AL PULMÓN

ETIOLOGÍA
- Alteraciones psicoemocionales (7 pasiones)
- Ataque de calor – humedad exógeno
- Estancamiento de Qi de Hígado duradero
- Excesiva ingesta de alcohol, tabaco, grasas y picantes
- Exceso de Yang de Hígado

SÍNTOMAS

Aparte de los síntomas propios de un Fuego de Hígado y una alteración de Pulmón, podemos resaltar:
- Acúfenos y/o pérdida de la capacidad auditiva
- Agresividad, irritabilidad, nerviosismo
- Boca amarga y seca
- Cara roja
- Cólera fácil
- Dolor de cabeza muy agudo con sensación de hinchazón
- Dolor en el tórax
- Epistaxis
- Estreñimiento o heces secas
- Insomnio
- Mareo
- Ojos rojos, dolorosos y congestionados, llenos de sangre
- Opresión en la cabeza
- Orina escasa y oscura
- Pesadillas
- Sed

- Sensación de calor generalizado, y en especial, oleada de calor en la cabeza
- Tos dolorosa con flema poco abundante, viscoso y amarillo
- Vértigo
- Vómitos
- En ocasiones, incluso puede vomitar sangre

PULSO
- Rápido y tenso

LENGUA
- Lengua roja
- Capa amarilla

Después de haber desarrollado estos tres puntos es hora de pasar al siguiente capítulo. En este capítulo presentaremos una técnica muy importante que usamos los psiconeuroacupuntores en la evaluación. La evaluación es una asignatura muy importante pues nos orienta hacia el patrón que está presente, para solo después poder diseñar:

a) Un tratamiento acuputuntural, y

b) Una estrategia verbal.

Dentro de la evaluación en PNA usamos los cuatro métodos de diagnóstico, solo que los dirigimos al estudio en profundidad del Shen. Por ejemplo, estudiamos cómo el pulso cambia según la conversación, la presencia de las cinco lenguas que nos orientan hacia la fase alterada energéticamente, etc. Sin embargo en este libro de introducción o básico, me gustaría dedicar un capítulo a la observación, pues sobre el método de diagnóstico chino ya hay muchos manuales. Voy a centrarme en el diagnóstico del rostro y su relación con la morfopsicología. Es sensato y necesario luego ampliar el estudio en posteriores trabajos que el estudiante en PNA encontrará. Mi objetivo es presentarlo y, a lo sumo, dar unas pinceladas generales de lo que buscamos en el rostro.

CAPÍTULO 7: EL ROSTRO COMO ESPEJO DEL SHEN. MORFOPSICOLOGÍA APLICADA A LA PNA.

La visión oriental del cuerpo humano, como sabemos, dista bastante de la occidental. Una de las aportaciones más importantes que nos acerca la Medicina China es su visión del universo y su teoría de las proyecciones del mismo como si de un holograma se tratase. El universo se puede observar en diferentes manifestaciones en todo lugar, por ejemplo, todo el universo responde a la misma física manifestada en un átomo. La teoría del macrouniverso-microuniverso es muy conocida en la medicina china, tanto es así que disponemos de multitud de sistemas terapéuticos basados en los mismos, como la auriculoterapia, la manopuntura etc. Esta genialidad visionaria oriental es un aporte fundamental a la PNA.

El rostro, como cualquier otra parte del cuerpo, nos puede dar una información valiosa de la mente/Shen del sujeto. Existe una teoría fabulosa dentro del compendio de teorías de la MTC que es la teoría del San Jiao. Básicamente, esta teoría divide el cuerpo humano en tres partes. Esas tres partes por separado tienen sus funciones que se suman para dar un equilibrio a todo el organismo. Muchos autores relacionan el San Jiao con el sistema nervioso, sistema endocrino, etc. En realidad, el San Jiao es un sistema de integración que, bien entendido, nos brinda las bases terapéuticas y explicativas de multitud de fenómenos.

7.1 El San Jiao y el rostro:

Lo primero que me gustaría comentar es cómo el San Jiao divide el cuerpo en tres:

En este dibujo observamos la división de estas tres partes. Tenemos que recordar que para nosotros el Shen y el cuerpo son la misma manifestación. Esta hipótesis nos lleva a entender las zonas con sus diferentes manifestaciones tanto físicas como mentales:

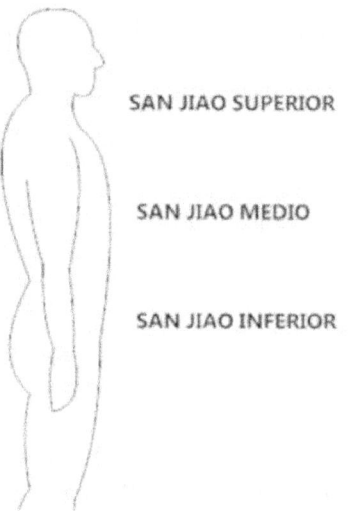

SAN JIAO SUPERIOR

SAN JIAO MEDIO

SAN JIAO INFERIOR

- San Jiao inferior; energía sexual, libido, Mingmen.

- San Jiao medio; sensación emocional.

- San Jiao superior; racionalización.

Tenemos, pues, las tres energías del Shen:

- Instintiva.

- Emocional.

- Racional.

Como vemos, el cuerpo se divide en tres, al igual que el cerebro según la teoría del cerebro triuno. Antes de seguir tenemos que explicar dos teorías para sumarlas a lo que hemos comentado, y así hacer converger todo esto en un diagnóstico consecuente con nuestro pensamiento oriental.

- La teoría del San Jiao.

- La teoría del cerebro Triuno.

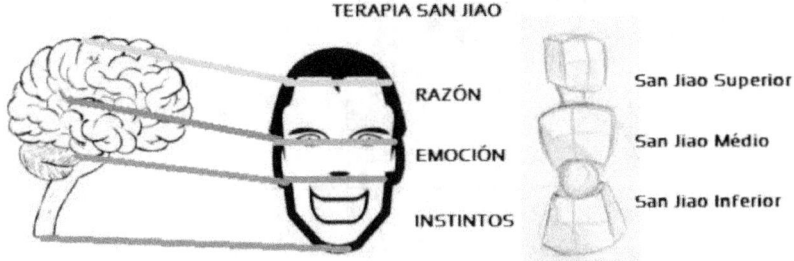

Ilustración 1 Juan Pablo Moltó

La teoría del San Jiao.

De modo resumido podemos decir que la medicina china divide el cuerpo en tres segmentos, como hemos expuesto. En cada segmento se encuentran unos órganos y unas funciones tanto físicas como mentales. A nosotros nos interesan las funciones mentales o relacionadas con el Shen: en el San Jiao superior tendremos la dominancia de lo racional frente a lo emocional e instintivo, en el San Jiao medio en cambio dominará lo emocional y visceral, y por último en el San Jiao inferior dominará lo instintivo e irracional, la parte más animal del ser humano. En pocas palabras, la teoría del San Jiao nos explica en parte la evolución del cerebro y del ser humano en su totalidad.

El inferior corresponde a las acciones más primitivas, más básicas y elementales. El medio nos hace sentir y vibrar, ser seres conscientes de la corporalidad. Y por último el superior nos ha hecho ser conscientes de nuestra propia existencia. Hoy en día, el reinado es del superior, sin embargo, tanto el inferior como el medio lo manipulan desde el silencio. Ya lo anticipó Freud, haciéndonos conscientes de que no somos todo lo libres que quisiéramos, pues estamos supeditados más de lo que creemos a los dos San Jiaos inferiores.

La Medicina China también nos habla de otras funciones relacionadas con la distribución de los líquidos Jin-Ye, la Xue y el Qi, pero esas funciones en este apartado no serán importantes. Lo que sí que es importante es la relación del San Jiao con el cerebro y de este con el rostro.

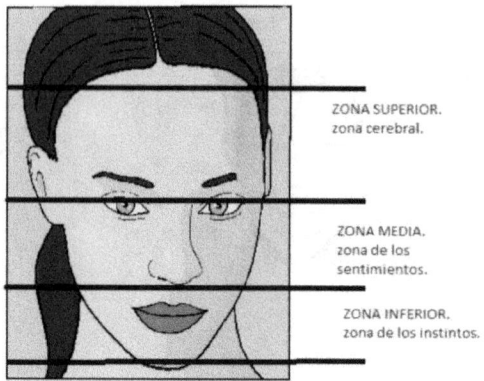

ZONA SUPERIOR.
zona cerebral.

ZONA MEDIA.
zona de los
sentimientos.

ZONA INFERIOR.
zona de los instintos.

Vemos pues cómo la teoría del San Jiao coincide con las ideas de las tres zonas del rostro. Por último tenemos que entender, para comprender a fondo esta teoría, la relación de todo esto con el cerebro. Para ello nos sirve la *Teoría del Cerebro Triuno*. Voy a utilizar el trabajo de mi colega, el Dr. Lucas Raspall[12], para explicarlo.

«Hagamos ahora un breve repaso para ubicar la aparición de los productos de los tres San Jiao en un esquemático recorrido histórico. La respuesta refleja propia del instinto animal se ha visto demorada y mejorada por la posibilidad de evaluar el disparador, formar imágenes mentales, procesar estas representaciones en función de sus probables consecuencias, contrastar todos estos elementos con los registros grabados en la memoria y elegir, recién entonces, la conducta más adecuada para cada circunstancia puntual: esta actividad es propia del San Jiao superior. La consciencia es el fruto del progresivo desarrollo del cerebro (desde animales primitivos hasta el ser humano), y entre los beneficios que de esta emergen podemos encontrar la distinción de los propios pensamientos o la detección de estímulos provenientes del exterior. Pero esto no indica que lo cognitivo supere lo emocional, o que lo instintivo no tenga lugar en el cuerpo del ser humano de hoy.

Es necesario que los tres niveles funcionen en armonía (J. Pablo Moltó), procurando un aprendizaje superador, entonces es inviable que esto se produzca desde un estado de exaltación emocional que impida el correcto trabajo de otras áreas. Pensémoslo de esta manera: si el volumen del instinto y las emociones es muy alto, entonces no podremos escuchar con fidelidad lo que dice el pensamiento. Si, por el contrario, el tono de las ideas es exce-sivo, entonces poco podremos saber de los sentimientos y de las sensaciones en el cuerpo».

Ahora solo nos queda unir todos estos conocimientos, y entender pues que la zona donde exista más Qi, y este se gestiones mejor, será la zona más desarrollada y con más potencial de expansión, donde la persona se desarrollará más cómodamente a nivel conductual.

Por otro lado, hay que dejar claro desde el principio que suelen ser dos zonas las dominantes no una, ya que si es una la que domina en exceso, la adaptación al medio suele verse comprometida.

Tipos de expansiones:

- Instintiva-afectiva. San Jiao inferior-medio.
- Cerebral-instintiva. Superior-inferior.
- Cerebral-afectiva. Superior-medio.

Según Julián Gabarre[13] el estudio de estos tres tipos de expansiones nos brindará una excelente información para aplicarla al estudio de las aptitudes de esa persona. El Dr. Louis Corman[14], precursor de la morfopsicología, nos hace constar que:

«No debemos fijarnos solamente en las zonas dilatadas, las zonas de realización, puesto que las zonas de retracción también tienen importancia, ya que representan las tendencias inhibidas, las cuales, a veces, alimentan el inconsciente mundo del ser interior, y, otras veces, se trasladan a las zonas dilatadas para alimentarse y por ese traslado, se proyectan en el exterior».

Pero por regla general podemos decir que la zona más amplia es la que mejor se adapta al exterior, y por ello la que más resalta e influye. Esto es así por la ley hedónica por la cual todos tendemos a ir o hacer aquello que mejor se nos da. Sin embargo, y esto es muy importante, no podemos olvidarnos como dijimos anteriormente, que las zonas retraídas menos voluminosas al no poder expresarse se reprimirán, y esa energía se drenará por las zonas más voluminosas, siendo a veces el motor inconsciente que las mueve; extraña paradoja que hay que comprender para saber cómo funciona el Shen.

Vamos a analizar una imagen. En este caso vamos a usar a un pariente próximo del ser humano, el simio, pues gracias a su morfopsicología podemos deducir cosas importantes de su Shen. El análisis del rostro en cuanto a su dominancia con respecto al Shen es sencillo: como vimos en la fotografía anterior dividimos el rostro en tres zonas, como se hace en el dibujo y el rostro se cuantifica tanto de perfil como de frente. No solamente se mi-

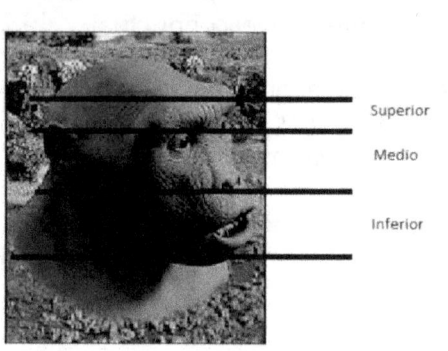

Superior

Medio

Inferior

den los tres San Jiaos cuando tenemos el rostro de frente, también lo medimos de perfil. He seleccionado la imagen siguiente de perfil lateral para poder observar este fenómeno en una sola imagen. En realidad, la exploración se realiza desde las dos perspectivas, que luego se unen.

Como podemos observar en esta foto, el dominio es extremo por parte del San Jiao inferior. Sus instintos y sus necesidades básicas serán las que dominen el comportamiento, siendo el San Jiao superior muy inferior, pero no inexistente; esto lo convierte en un animal instintivo dominante. Pero si nos damos cuenta, su San Jiao medio es fuerte, por ello, son animales en los cuales encontramos emocionabilidad, convirtiéndoles en seres muy sociables, que generan grupos gregarios y tienen necesidades emocionales y de apego.

Por lo tanto, son esclavos de sus necesidades instintivas.

Mi intención ha sido señalar las posibilidades que nos ofrece la morfopsicología a la hora de entender el comportamiento humano. Antes de finalizar voy a exponer otra teoría que junto con la precedente le servirán al lector para valorar de forma rápida el Shen.

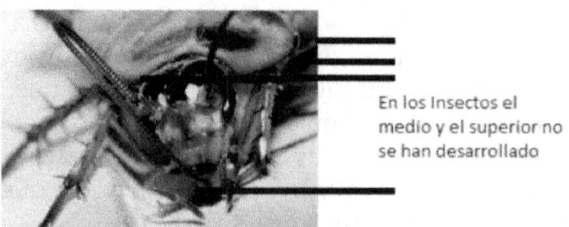

En los Insectos el medio y el superior no se han desarrollado

7.2 El marco, el Qi y el Shen.

En las teorías propias de la medicina china existen unas leyes basadas en el Yin Yang que hacen referencia a cómo observamos los fenómenos de la naturaleza que posteriormente hacemos converger en el cuerpo humano. Pues bien, el Yang es una energía que se expande hacia fuera; es dinámica, activa y proactiva, mientras que el Yin, por el contrario, es contractivo, pasivo y busca la conservación. Asimismo, observando el rostro podremos ver o determinar qué fuerzas dominan sobre el organismo, por tanto, si tenemos un organismo con dominancia Yang o un organismo con dominancia Yin.

Una cara dilatada será una cara con dominancia Yang, mientras que una cara retraída será de dominancia Yin, refiriéndonos al comportamiento, no a la cantidad de tejido.

En morfopsicología se estudia el marco del rostro (ver foto abajo), el marco óseo. La altura, la anchura y la profundidad son indicativos del dominio de una u otra fuerza. Si tenemos una cara ancha y expansiva veremos que domina la energía Yang, la expansión. Si por el contrario observamos una cara estrecha y fina dominará la fuerza Yin. Esto no es ni malo ni bueno, hay que tener presente que las dos expresiones son correctas: los sujetos expansivos con caras anchas son más Yang ,tienden a buscar la cantidad de conocimiento, de contactos, de experiencias,etc.,

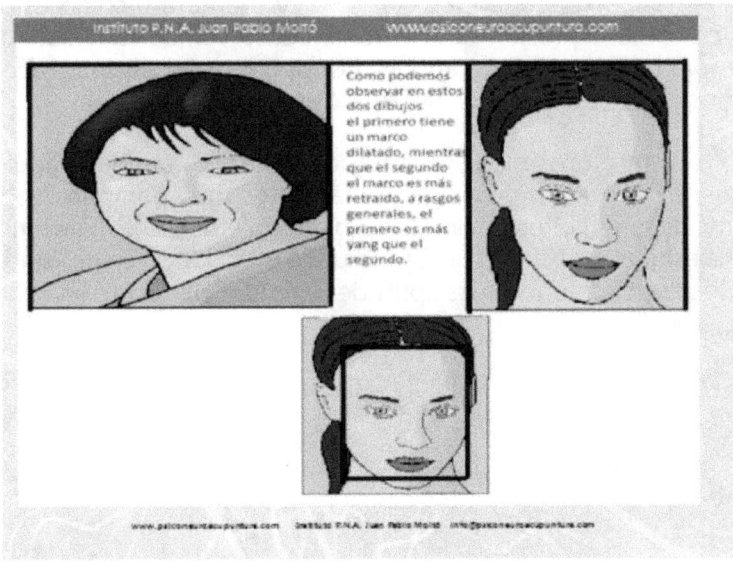

mientras que los Yin son más selectivos, más reflexivos y más retraídos. Sin embargo, tenemos que tener claro que esto es solo a nivel general, de forma específica es un poco más complicado. Me explico:

Ahora es cuando tenemos que sumar esta observación al apartado 7.1. Ver el marco en general no es un indicativo muy fiable de la energía que dispone nuestro Shen, así que debemos dividir el rostro en tres partes.

Como podemos observar, el rostro se divide en tres partes super-puestas, y es por ello que tenemos que estudiar la dilatación y retracción por separado en cada una, y luego ver cómo se compensan.

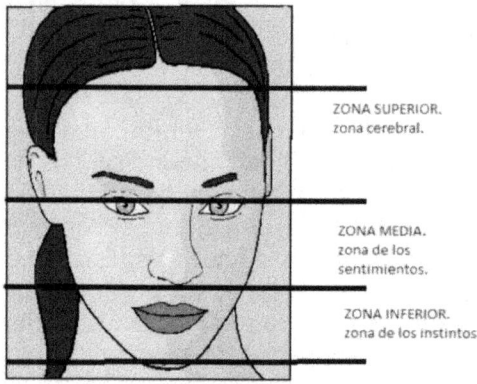

ZONA SUPERIOR.
zona cerebral.

ZONA MEDIA.
zona de los
sentimientos.

ZONA INFERIOR.
zona de los instintos.

Técnicamente hablando, la parte superior contiene el cráneo, la frente, sienes, cejas y arcos superciliares, siendo los ojos su expresión y salida y entrada de su Qi. La zona media está compuesta por los pómulos, mejillas, siendo la nariz su expresión, y por último la zona inferior, compuesta por mandíbula y mentón, y como es obvio la boca como expresión de esa zona. Como vemos cada zona tiene su propio receptor, este es importante ya que su análisis nos aportará muchos datos sobre el Shen del sujeto analizado.

La morfopsicología es muy completa y compleja, aquí solo he querido presentar dos variables fáciles de incorporar en cualquier sistema de terapia. Pero en los estudios completos de PNA disponemos de una asignatura específica para estudiar esta ciencia en profundidad, que nos acerca a conocer las aptitudes y tendencias del sujeto.

CAPÍTULO 8: LAS FORMULAS EN PNA

Ahora voy a presentar las tres técnicas acupunturales que usamos en PNA, a saber:

a) Fórmula primaria.

b) Fórmula secundaria.

c) Fórmula terciaria.

Sin embargo esto en realidad es una construcción teórica, ya que es una sola fórmula compuesta de tres estrategias, o tres partes. No piense el lector que al paciente lo llenamos con una cantidad ingente de agujas.

La fórmula primaria la determinamos o la deducimos mediante la interpretación del sueño. Esta aguja será de vital importancia en los tratamientos relacionados con el Shen, puesto que la deducimos gracias a la información proveniente del inconsciente, mediante una técnica de interpretación propia de la PNA, muy sencilla y a la vez muy práctica[15]. Quisiera apuntar aquí que con la información extraída del sueño no aplicamos ninguna interpretación teórica al estilo del psicoanálisis tradicional, solo deducimos el punto de acupuntura a punturar para armonizar el Shen. A esta punción se le denomina fórmula primaria.

La fórmula secundaria vendrá establecida por dos puntos de acupuntura determinados por la diferenciación de patrones. Un punto para tonificar o dispersar según convenga, y otro para el Yin o Yang.

Y para finalizar, tenemos la formulación terciaria, en la cual usaremos unos puntos específicos estudiados y enfocados al Shen[16]. Para su redacción he consultado todos los manuales que he encontrado sobre esta temática, y he integrado teorías de diferentes escuelas tanto de occidente como de oriente.

Por lo tanto, las fórmulas en PNA están compuestas por tres bloques.

- Punción determinada por el sueño. Por ejemplo 1H.

- Punción determinada por la diferenciación de patrones. por ejemplo 9P y 13V.

- Y por último diferentes puntos determinados por las necesidades de la terapia, por ejemplo, 7P más 3ID. (para superar el duelo).

Formula:

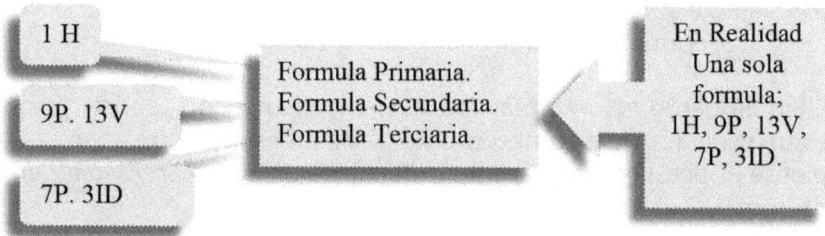

El motivo por el cual tenemos esta forma de diseñar las fórmulas es debido a los protocolos de investigación del Instituto. Dentro de la PNA hay un grupo de investigación I+D+I y una Asociación (AEPNA) que intenta homogeneizar toda la información de los diferentes estudios de nuestros colegas, y así llevar un control de dichas labores investigativas. Pienso que muchas veces la medicina china pierde parte de su poder de investigación precisamente por estos errores de falta de homogeneización. Si lector quiere profundizar en cómo se construyen estas fórmulas puede leer el manual *Guía de Acupuntura Psiquiátrica*[17].

CAPÍTULO 9.
LAS ESTRATEGIAS DE LA PNA.

Una de las grandes aportaciones que hace la PNA a la medicina china se encuentra justo en este punto, y es la combinación de la punción con ciertas estrategias verbales. La hipótesis de la que parto es que **la acción de la acupuntura nos hace sentir a través de los marcadores somáticos sensaciones que de otro modo no podrían suceder en consulta**. Me explico: cuando el paciente está punturado se encuentra en un estado de mayor estimulación neuronal, su cerebro en este estado procesa de forma más divergente, fomentando así su creatividad y ayudándolo a gestionar la información recibida desde otro punto de vista. En resumen, a mayor estimulación neuronal, mejor se resuelve la información que llega del exterior y se integra. **Así, a la vez que se puntura al paciente, bajo ese estado de sensaciones, se aplica una determinada terapia verbal, abordando el Shen desde dos perspectivas simultáneamente, la corporal y la verbal**. A continuación voy a describir de forma superficial en qué consisten algunas de las estrategias verbales que aplicamos en PNA. Este material esta extraído del libro de Fundamentos de PNA[18].

La primera fase que vamos a estudiar es la fase Agua, y su estrategia, que se puede dividir en dos: Teoría del autoconocimiento y terapia TAO.

9.1 Terapia Agua

¿Quién soy yo? Esta pregunta y otras están dentro del meollo de esta fase. Saber sobre nosotros es *sentirnos seguros*. La pasión del Agua es la inseguridad. Usemos una metáfora.

¿Recuerda usted la primera vez que subió en un coche para aprender a conducirlo? Seguro que sintió un sudor frío que le brotaba por la espalda, las manos sudorosas, un ligero temblor en las piernas… ¿a que era debido todo esto? La respuesta es simple: su cuerpo no tenía información, no podía anticipar los hechos que iban a sucederle. Por eso, todo su Qi estaba en los meridianos tendino-musculares, esperando lo peor. Pero poco a poco fue aprendiendo, fue conociendo los tejemanejes del coche, sus capacidades, sus limitaciones, su funcionamiento en general al mismo tiempo que aprendió las normas de circulación, etc. Y un día sin darse cuenta, usted se convirtió en el coche. Sí, ese día usted subió al coche y, sin pensar, su Shen arranco el motor, sin pensar su mano encendió la radio y puso la primera marcha, mientras su pie pisaba el embrague y sus ojos miraban por el retrovisor al mismo tiempo que le decía a su hijo: «niño, abróchate el cinturón», que curiosamente usted ya se había abrochado sin pensar.

Como vemos, el miedo desapareció con el conocimiento.

Muchas personas, aunque sea difícil de creer, no se conocen, no saben cuáles son sus potencialidades, cuáles son sus limitaciones, y en definitiva, cada vez que se disponen a vivir lo hacen con suma angustia y temor. Son personas por naturaleza ansiosas y angustiadas. La terapia de autoconocimiento es la terapia del saber quién soy y qué quiero. Sin esa mínima conciencia del *mí mismo*, poco se puede hacer…

Usamos para ello las teorías de la realidad primaria y secundaria, el principio de realidad, y el modelo del auto engaño y el diálogo socrático. Con estas herramientas procedeos a la terapia. Este proceder puede dar lugar a un análisis de la realidad mucho más profundo, mucho más oscuro. Entramos de lleno en el conocimiento de la parte más oculta de la psique, esa parte que nos maneja desde la oscuridad. La terapia TAO intenta presentarnos el lado oscuro del Shen, las sombras.

Terapia TAO.

Las sombras en su mayoría están constituidas por energía del San Jiao inferior, impulsos e instintos (Terapia San Jiao). Aunque no lo queramos reconocer, el ser humano es un animal, y como tal se debe a sus impulsos y necesidades más primarias. El Qi del San Jiao inferior es muy puro, de hecho en PNA lo relacionamos con la libido. Esta energía se conecta directamente con el San Jiao medio, el San Jiao de las emociones. Nos hace sentir vivos, nos hace sentir puros y deseosos de expresar nuestras necesidades más arcaicas, las más animales. El

San Jiao superior, es el racional, conectado con el Shen social, este nos dicta lo que está bien o está mal según la cultura del momento.

Esta acción del San Jiao superior es muy perjudicial para la economía energética, pues reprime el impulso vital del San Jiao inferior; esa energía reprimida tiene necesariamente que fluir por algún sitio.

Muchas veces, si no podemos elevarla a otro estado, se expresará a través del *síntoma*. Síntomas difusos y confusos. Cuando esta característica esté presente en el psicodiagnóstico, tenga por seguro que se encuentra ante síntomas propios de la sombra. La Sombra es pues, la energía reprimida.

El objetivo de esta terapia es el descubrimiento de las sombras que nos manejan y nos hacen sufrir. Si pudiéramos liberar todo el Qi reprimido nuestro estado sería seguramente otro. Les invito a la experiencia.

9.2 Terapia Madera

Pasemos ahora a la fase Madera, compuesta por tres partes: Terapia Asertiva, Descarga del Qi y Terapia del Sueño. Esto sería su enfoque en cuanto a la psicoterapia se refiere, sin embargo en el movimiento Madera en PNA tenemos toda una técnica desarrollada con el fin de abordar las formas de la cuarta capa, un tratado completo para este fin. Las formas las podemos relacionar con el cáncer. En PNA tenemos varios métodos para abordar esta pérdida de forma, la estimulación de los campos morfogenéticos y la orgonterapia aplicada a la medicina china.

Terapia asertiva.

Vamos a intentar que nuestro paciente aprenda a ser asertivo, poder manejar su energía sin sentirse culpable, aprender a poner límites… en fin, vamos a enseñarle a usar la espada, a contactar con su energía Madera que le ayudara a ir allá donde los demás no le dejan. En pocas palabras, a no ser manipulado. Conseguir que la persona no sea asertiva-pasiva ni asertiva-agresiva, dos características típicas del conflicto en la Madera.

La descarga del Qi.

En Psiconeuroacupuntura, disponemos de unos ejercicios basados en el Chi-Kung y la bioenergética que nos ayudan a descargar la energía de los siete segmentos. Esta parte de la terapia es muy interesante, pues ayuda al sujeto a tomar conciencia de su estado psico-corporal, y ver cómo las cosas por ínfimas que uno crea que son, afectan al cuerpo en su totalidad.

Orgonterapia.

A través de las teorías del orgón, construimos acumuladores de orgón que luego utilizamos para recuperar la forma.

9.2.1 Terapia del sueño.

En realidad, lo que hacemos es interpretar los sueños de una forma especial y a través de esta interpretación encontramos un punto que puede ayudar a regular el Shen, pues lo deducimos gracias a la información extraída directamente del inconsciente.

9.3 Terapia Fuego.

Fase Fuego, también compuesta por tres partes: Incitación al Shen. Terapia San Jiao. Terapia Fuego.

Incitación del Shen

Si entendemos que en esta fase está la motivación, entenderemos enseguida que si no se potencia esta, será muy difícil ayudar a nuestro paciente, es pues necesario tener un recurso estratégico para fomentar la motivación. Aquí encontramos dicha herramienta.

Terapia Fuego

En esta terapia vamos a usar las estratagemas chinas para inducir paradojas en el Shen del paciente y así inducirle al cambio. El problema que tienen muchas personas es que se quedan petrificadas en su ser y no saben cómo cambiar. Esto sucede por un mecanismo propio del humano: hacer más de lo mismo, aunque ese hacer esté mal. Con esta terapia conseguimos empujar al Shen hacia una nueva experiencia tanto corporal como mental.

9.3.1 Terapia San Jiao

Es una de las estrellas de la PNA, pues aúna cuerpo-mente y Qi desde un punto de vista totalmente innovador. Además quiero añadir que es una terapia que funciona de abajo hacia arriba y no de arriba hacia abajo como la mayoría de las psicoterapias, es decir, intenta solucionar los conflictos desde el cuerpo no desde la razón. Por este motivo voy a dedicarle el punto 9.6, pues creo que se lo merece por su naturaleza.

9.4 Terapia Tierra.

Reprogramación creativa del Shen.

Desde luego esta técnica tiene que ser de vital importancia en los tratamientos diarios en PNA, pues muchas veces los terapeutas nos damos cuenta de que el paciente entiende lo que le decimos pero no lo procesa. ¿Por qué? Por una debilidad de la función creativa del Bazo. A través de esta técnica conseguiremos mejorar esta acción propia del elemento Tierra.

9.5 Terapia Metal.

Disociación del Shen.

¿Qué podemos hacer cuando el conflicto está anclado en el ciclo vital? ¿Qué podemos hacer cuando el Shen está anclado en algo externo a nosotros? Con esta técnica podemos ir allí donde el conflicto no está resuelto y procesarlo. Las barreras del ciclo vital pueden ser traspasadas con la terapia Metal. Gracias a ella ayudaremos a entender, a empatizar etc…

9.6 Ampliación de la terapia San Jiao.

¿Se ha preguntado alguna vez por qué ciertos pacientes no mejoran con los tratamientos clásicos que han demostrado su eficacia en otros pacientes? O, ¿por qué hay pacientes que mejoran de un dolor o una molestia después de un cambio de actitud?

La Terapia San Jiao es una terapia propia de la Psiconeuroacupuntura que nos ayuda a entender el cuerpo y los síntomas de un modo totalmente diferente a los enfoques clásicos. Esta técnica se puede aprender de forma independiente, su praxis es sencilla y nos abre a la posibilidad de entrar en el misterioso lenguaje del cuerpo humano. Resulta un viaje fabuloso a través de los instintos, las emociones, la razón y por último la energía.

«No es lo mismo saber que sentir».

En los últimos tiempos nos enfrentamos a dolores que no mejoran con los métodos tradicionales de terapia, a saber: masaje, osteopatía, fisioterapia, etc. ¿A qué es debido? Posiblemente al cambio social acontecido en nuestros tiempos. Sabemos que el estilo de vida ha cambiado radicalmente desde nuestros padres a nosotros, por no mencionar a nuestros abuelos. Antes la gente se quejaba de dolor de espalda por molestias puramente físicas, ya que su trabajo era en su totalidad manual y por lo tanto físico. Hoy en día nos encontramos con un sinfín de síntomas a los que no podemos atribuir una etiología definida, y este hecho nos hace errar en su tratamiento. ¿Por qué no mejoran los dolores que antes mejoraban con terapias manuales? La respuesta es compleja, pero sin embargo fácil de entender: **porque su origen no es el mismo, es emocional y debido a factores estresantes.**

La Terapia San Jiao puede ayudarnos a responder a la pregunta de si esa dolencia o mal funcionamiento es físico o «psicológico» a través de una técnica que combina la relajación profunda y la conciencia corporal, que el terapeuta aplica a su cliente de forma rápida y efectiva. Con esta técnica conoceremos al momento e *in situ* si ese dolor es físico o mental. Si resulta ser físico, el tratamiento será el tradicional, pero si es mental, la terapia San Jiao despliega una forma de tratamiento innovador, donde a través de técnicas de conciencia plena ayudamos al cliente a que entienda por qué le duele esa zona anatómica, por qué se siente mal o por qué nota esas molestias.

El cuerpo nos habla, y a partir de ese lenguaje surge una terapia verdadera y profunda, que nos ayuda a conectar con el cuerpo y a verlo de una forma distinta. Esta terapia es ante todo corporal, y bien usada no produce efectos secundarios.

Por todo lo expuesto, es necesaria e importantísima para todos aquellos terapeutas que están familiarizados con el tratamiento de las molestias dolorosas y psicosomáticas. Resulta muy útil para fisioterapeutas, osteópatas, masajistas, e incluso psicólogos que trabajen las psicoterapias corporales.

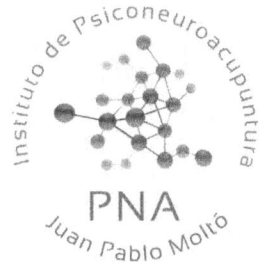

APÉNDICES

Apéndice sobre la PNA:

Como se ha advertido varias veces en el corpus de esta obra, y de las diversas obras, el empleo de la Psiconeuroacupuntura (PNA) por practicantes mal formados puede ser perjudicial. Erróneamente mucha gente piensa que hace ya PNA por el simple hecho de utilizar la acupuntura a la vez que se realiza una intervención psicológica, en el mejor de los casos, este proceder es justamente eso, la mezcla de una técnica china con una actuación psicológica. Sin embargo, la PNA es una técnica que se ordena en un eje teórico que va mas allá de estas consideraciones simplistas. Nos basamos en fundamentos científicos, cimentados en la física, la biología y la filosofía todos ellos enfocados a la construcción de la ciencia básica que sustente nuestra actuación terapéutica, más allá de la simple unión de dos disciplinas sin conexión. Por otro lado, se desarrolla todo un marco psicopatológico basándonos en los modelos existentes hoy en día que intentan dar cuenta de este asunto, y todo ello, unido a un modelo de evaluación que se ajuste a nuestro objetivo último: entender el mundo de las interacciones basadas en el Qi, los meridianos y el Shen y a través de ciertas estrategias acupunturales, más verbales, y así intentar descargar un sistema cibernético basado en las leyes del wu xing, y de sus cargas alostáticas basadas en los fundamentos del Yin Yang. Es por ello que el objetivo de este manual básico de introducción es aclarar o por lo menos demostrar las directrices a las cuales apunta la PNA.

Este manual no está diseñado para la venta de cursos piratas como los que se pueden comprar en internet, por ejemplo en Centro Vander Formación, donde se venden los libros de introducción descatalogados ya que se escribieron en el 2005 a un precio de 285 euros cuando solo valen 35, y argumentando que tienen profesores especializados en dicha técnica. Cuanto menos, esto es publicidad fraudulenta, y lamentablemente un uso indebido de nuestros trabajos. Por desgracia, estos «alumnos» luego contactan con nosotros dándose cuenta de la estafa. Por ello este trabajo solo es un manual de introducción básico que el instituto utiliza como formación previa para la inclusión posterior en los diplomados de esta ciencia en los diversos países que tenemos presencia, Chile, Argentina, Brasil, Portugal, Estados Unidos, México, etc.

Por otro lado, con el objetivo de proteger a los pacientes contra abusos de terapeutas deshonestos y poco escrupulosos, se ha creado la AEPNA, (Asociación Española de PNA), y próximamente la asociación mundial con sede en Nueva York, que tienen delegaciones por todo el mundo, para informar a todos los pacientes de si los terapeutas a los que van son acreditados por el organismo oficial de esta disciplina, habiendo cumplido su formación y sus casos clínicos exigidos para la correcta aplicación. Por otro lado, así se garantiza que estos terapeutas tengan un estándar óptimo de formación, pues se necesita una licenciatura previa a esta formación en asuntos de salud, cosa que es importante para garantizar la buena praxis de posibles complicaciones que el profesional debe resolver sin problemas.

Se ha protegido legalmente el apelativo de Psiconeuroacupuntura (PNA).

Para cualquier duda, pueden ponerse en contacto con el departamento de expansión: expansion@psiconeuroacupuntura.com

Si desea más información sobre temas relacionados con la PNA, puede visitar nuestra página oficial:

www.psiconeuroacupuntura.com

La página que se utiliza como mecanismo de divulgación científica es:

www.departamentoinvestigacion.com

Y en facebook:
https://www.facebook.com/institutopna?ref=hl

La sede oficial del Instituto de Psiconeuroacupuntura se encuentra en:

Avda. de Alicante, 30 Entlo
03690 San Vicente del Raspeig. (Alicante)
(+34) 965 671 556

También disponemos de la REVISTA DE INVESTIGACION Y ESTUDIOS AVANZADOS SOBRE MEDICINA CHINA Y PSICONEUROACUPUNTURA.

Puede descargarla en formato PDF en nuestra web TV:

www.psiconeuroacupuntura.com

NOTAS

1   Giovanni Maciocia. (2011). "La psique en Medicina China" Masson.

2   Bockower M. (1991), "Rules-Ritual and responsibility". Open court, la Salle, Illinois.

3   R. Sheldrake, (2011). "La nueva Ciencia de la vida", Kairos, 4 edición.

4   Moltó, (2013), "Fundamentos de PNA" Editorial PNA.

5   I`Ching. "Libro de las mutaciones".

6   R. Sheldrake, (2007) "De perros que saben que sus amos están camino de casa", Paidos.

7   W. Reich. (1995) "La función del orgasmo" Paidos.

8   Assensi Teidor. (2011), "Las ocho leyes Biológico" Printed by Publidisa.

9   Moltó Ripoll. (2013): "Neurociencias y Psiconeuroacupuntura" Editorial PNA.

10   Marcos Ruiz Rodríguez. (2004). "Las caras de la Memoria". Person.

11   Raspall Lucas (2013) "En lo profundo de la mente: una teoría del Shen para la Psiconeuroacupuntura" editorial PNA.

12   Dr. Lucas Raspall, (2011), "El Trauma y el Margen de Tolerancia, en Psiconeuroacupuntura". www.psiconeuroacupuntura.com

13   Julián Gabarre (2005). "El rostro y la personalidad", Flumen. 5º edición.

14   Louis Corman. (2013). "Rostros y caracteres".gp

15   Juan Pablo Moltó. (2010). "Emoción y sueño", editorial PNA.

16   Juan Pablo Moltó (2013). "Puntología Psiquiátrica". Editorial PNA.

17   www.psiconeuroacupuntura.es

18   Juan Pablo Moltó. (2014). "Fundamentos de Psiconeuroacupuntura" Ediciones PNA. A la venta en diciembre de 2014.

Este texto se maquetó utilizando la fuente Myriad Pro 11 pt.

En Valencia y Madrid, Febrero de 2015